Enfermeras con Historia

Diego Molina Ruiz

Copyright © 2019 Diego Molina Ruiz

Edita: Molina Moreno Editores molina.moreno.editores@gmail.com

Diseño de portada: Diego Molina Ruiz

Imagen de portada: María López Zapata

Título de la obra: Enfermeras con Historia

Libro número 4 /Nº de Páginas: 162

Serie: Recursos didácticos de apoyo al estudio

Primera edición: 20 de Abril de 2019

Autor: Diego Molina Ruiz

All rights reserved / Todos los derechos reservados

ISBN: 9781095439197
SELLO: Molina Moreno Editores

Edición impresa en papel y ebook disponible en:
www.amazon.es y en las mejores librerías especializadas

TÍTULO DE LA OBRA: ENFERMERAS CON HISTORIA

LIBRO NÚMERO 4

SERIE:
RECURSOS DIDÁCTICOS DE APOYO AL ESTUDIO

AUTOR:

DIEGO MOLINA RUIZ

Diego Molina Ruiz

ENFERMERAS CON HISTORIA
LIBRO NÚMERO 4
SERIE:
RECURSOS DIDÁCTICOS DE APOYO AL ESTUDIO

AUTOR:

DIEGO MOLINA RUIZ

Diego Molina Ruiz

DEDICATORIA

El presente libro va dedicado a nuestra gran compañera *Nelly Garzón Alarcón,* Enfermera, profesora emérita y como honoraria en la Universidad Nacional de Colombia, fue Presidenta del Tribunal Nacional de Ética de Enfermería, en Colombia. Fue la Presidenta del CIE desde 1985 hasta el año 1989, siendo la primera presidenta hispanoamericana del CIE, recibió la Medalla de Salud para Todos otorgado por la Organización Mundial de la Salud (OMS) en 1988, la cual ha fallecido recientemente, y en su reconocimiento.

Prof. Diego Molina Ruiz

Autor y Editor de la Obra

CONTENIDO

1 Enfermeras Históricas   3

2 Características   135

3 Listado   143

4 Bibliografía   147

PRELUDIO

He querido comenzar la presentación de nuestra publicación, imaginando a modo de preludio, como era el cuidado que las mujeres prestaban a la prole durante la vida, difícil y hostil, en el tiempo del Paleolítico y del Neolítico. A decir de algunos estudiosos se trata de un rol impuesto por la propia biología: ellas parían y amantaban a las crías, dado que el ser humano nace con el neocortex inmaduro, a diferencia de otros mamíferos, por lo que sin el cuidado de la mujer la especie se hubiera extinguido. Los hombres, por su parte, y marcados igualmente por el imperativo biológico, cazaban como proveedores de alimentos y defensores, asimismo, de la prole.

En este orden de ideas, se hace necesario apostillar que en el tiempo del Neolítico, el tiempo donde se abandona el nomadismo paleolítico para asentarse durante un tiempo en un lugar, la mujer se hace recolectora y conoce las propiedades de las plantas. Proporcionándole un saber añadido al del cuidado de la prole para el mantenimiento de la vida y de la especie. En este tiempo neolítico su saber se amplía a lo que podríamos llamar: el conocimiento de una incipiente farmacopea.

Desde entonces y hasta la Revolución Industrial, la historia de la mujer ha sido estudiada por especialistas a fin de comprender ese lugar que ocupó en el mundo, con sus luces y sus sombras. Sus trabajos han arrojado luz sobre el tema; si bien, no es objeto de estas líneas preliminares hacer alusión con detalle a una cuestión tan profusamente investigada.

La Revolución Industrial procuró la incorporación de la mujer al trabajo remunerado fuera del hogar, la participación en la política, con el sufragio universal que feministas americanas (algunas de ellas enfermeras), consiguieron no sin dificultad. Antes que ellas, otras mujeres tomaron la bandera de la igualdad, durante el terror de Robespierre, tal es el caso de Olympe de Gouges con «La Declaración de los derechos de la Mujer y de la Ciudadana», siendo guillotinada. No quiero dejar de mencionar las dos Guerras Mundiales, porque en ambas las mujeres y las mujeres enfermeras participaron desde la retaguardia o en los campos de batalla, como Edith Cavell, en la Primera Guerra Mundial, donde murió asesinada. También dentro del movimiento de la Cruz Roja o ya en la Segunda Guerra Mundial, como enfermeras- soldados.

Sobre el sesgo androcéntrico que domina casi todos los ámbitos de nuestra vida cotidiana, incluido el de la mujer enfermera, tendríamos que remontarnos a la Grecia Clásica y al Cristianismo como religión oficial del Imperio tras la conversión de Constantino para darnos una explicación con visos de rigor. En pleno siglo XXI se continúa potenciando en ciertas áreas del ámbito laboral y académico un rol cotidiano que no hace más que promover la jerarquización entre los hombres y las mujeres con el objetivo último de seguir justificando algunos pseudo-valores occidentales.

Nuestro nuevo objetivo último, debe de estar encaminado a conseguir que la falta de equidad de la mujer, y en especial de la mujer enfermera evidenciada en muchos casos hasta ahora, no deba convertirse en una superioridad manifiesta de la misma, sino en una verdadera equidad demostrable, para poder garantizar siempre de manera inequívoca la calidad de la labor enfermera, en base a la mejor cualificación posible, que nos augure una nueva realidad integradora en donde los paradigmas sean el valor y el mérito.

Fue el siglo XIX (en el mundo protestante), de una gran importancia para el desarrollo de la Enfermería ya que se sentaron las bases necesarias para que se haya alcanzado el nivel de desarrollo profesional vigente. Durante aquel periodo, en Inglaterra, las revueltas sociales fueron constantes, las personas vivían en malas condiciones, hacinados en las ciudades y trabajando en unas condiciones sumamente perjudiciales que influían en la salud de la población. Y el Estado no se hacía cargo de esta situación, tal y como reflejan las novelas de Dickens. Hecho este que da lugar a «los 300 años de oscuridad» para la Enfermería en el mundo de la Reforma y que, asimismo, hizo necesaria por razones políticas la puesta en marcha de un reclutamiento de mujeres-enfermeras-profesionales a instancias del Ministerio de la Guerra, durante la guerra de Crimea, que lideró Florencia Nightingale.

No fue así, sin embargo, en el mundo católico, que desde la ruptura de la Europa Cristiana, tras el Concilio de Trento, la Iglesia Católica organizó Órdenes religiosas con un cuarto voto: Voto de Hospitalidad, dedicadas al cuidado de los enfermos, tales como la de los Hermanos Obregones o la de San Juan de Dios, entre otras. «El manual de Instrucción de enfermeros» firmado por Andrés Fernández, fue publicada en Madrid en el año 1625, redactado por los enfermeros obregones y que conoció cinco ediciones entre los siglos XVII y XVIII. Se trata de una de las primeras obras escritas por enfermeros para la formación de estos profesionales, siendo un fiel exponente de la Enfermería practicada en esa época.

Posteriormente en el siglo XX la Enfermería se instaura como una disciplina profesional e independiente, como resultado del estudio y de la evolución de la actividad de cuidar en el seno de la sociedad. Todas las MUJERES ENFERMERAS, con mayúsculas, que aquí presentamos, son exploradoras de archivos y legajos a fin de estructurar la Historia de la Enfermería, con el objeto de interconectarla con las demás disciplinas. Con todo, a mi juicio, estas MUJERES ENFERMERAS, con mayúsculas, son investigadoras de calado, que libres de la carga de los prejuicios anuncian en sus estudios la grandeza intelectual de la igualdad de lo diferente.

Prof. Diego Molina Ruiz.

1 ENFERMERAS HISTÓRICAS

Abdellah, Faye Glenn. *(1919 – 2017) Nació en la ciudad de Nueva York el 13 de marzo de 1919, con su hermano ayudó a los heridos del incendio del dirigible Hindenburg en 1937 y este evento la inspiró para elegir la profesión de enfermera.*
Fue una enfermera estadounidense pionera en la investigación en enfermería y reconocida a nivel internacional. Realizó sus estudios en la Ann May School of Nursing, en Neptune, Nueva Jersey, y se graduó en 1942.
Trabajó para los Servicios de Salud Pública de los Estados Unidos en 1949, donde permaneció trabajando hasta su jubilación en 1989. Fue directora de Enfermería de los Servicios de Salud Pública en 1970.
Durante sus primeros años inició el desarrollo de un método que pretendía clasificar a los pacientes sobre la base de sus características y que más tarde se convirtió en el sistema Diagnosis Related Group (DRG). Fue profesora visitante en diversas universidades estadounidenses a finales de la década de 1950 y en esta época publicó sus primeros trabajos sobre cómo mejorar la educación de la enfermera. Se considera que los resultados de sus investigaciones y sus iniciativas modificaron el concepto de la enfermería moderna, fueron la base para crear las primeras unidades de cuidados intensivos e intermedios lo que

salvó muchas vidas.

Desarrolló materiales educativos y participó en la creación de políticas sobre graves problemas de salud como el SIDA, la drogadicción, la violencia, el tabaquismo y el alcoholismo, además de campañas de promoción de la salud, prevención de enfermedades, cuidados geriátricos y de enfermos terminales. Respaldada por el gobierno de los Estados Unidos y de la Organización Mundial de la Salud, impartió seminarios y fue consejera en salud en varios países.

Publicó más de 150 trabajos, entre artículos y libros, y muchos de ellos han sido traducidos a diversos idiomas. Su obra, a dar otra perspectiva al enfoque teórico de la enfermería, que antes se centraba más en la enfermedad que en el paciente.

Fue una de las primeras enfermeras participante de la Academia Americana de Enfermería, organización que posteriormente llegó a presidir.

A lo largo de su carrera obtuvo múltiples distinciones profesionales y académicas, además de unos once títulos honoríficos de diversas universidades en reconocimiento a su trabajo en el campo de la investigación y a sus contribuciones a los servicios de salud a nivel internacional.

Falleció el 24 de febrero de 2017 a la edad de 97 años.

Bibliografía:

Marriner Tomey, Raile Alligood. *Modelos y teorías en enfermería*. 5ª edición. Madrid: Editorial Harcourt Brace. 2005.

Adam, Evelyn. *Enfermera canadiense. Nació el 9 de abril de 1929 en Lanark, de Ontario, Canadá. En 1950, se diplomó en Enfermería en el Hospital de Kingston de Ontario. Luego en 1966 se licenció en Enfermería por la Universidad de Montreal. En 1971 consiguió una licenciatura superior en Enfermería por la Universidad de California, de Los Ángeles, en esta institución conoce a Dorothy Johnson, la principal influencia de su vida profesional.*

En su modelo desarrolla los conceptos de Virginia Henderson, en él describe el objetivo de la Enfermería como establecer y mantener la independencia del paciente en la satisfacción de las catorce necesidades básicas y fundamentales de Henderson, dentro de la estructura de un modelo conceptual de Dorothy Johnson, el resultado es algo más que la suma de dos fuentes, dando como resultado un modelo conceptual completo, conciso y explícito, que nos describe en su libro "Être Infirmière" en 1979 y posteriormente escribió su versión en inglés "To be a nurse", en 1980.

En su modelo las enfermeras deben desarrollar la función de suplementar y complementar todo el conocimiento, la energía y la voluntad del paciente con su entorno familiar que debe ser observado y valorado al tiempo de realizar la práctica de enfermería.

Entre 1983 y 1989 fue miembro del consejo de revisión de "Nurcing Papers". Imparte clases tanto en cursos iniciales como avanzados de la Facultad de Enfermería de la Universidad de Montreal. Fue secretaria desde 1982 hasta su jubilación en 1989, por lo cual la nombraron profesora emérita. En 1992 la Universidad de Lava le concede el grado de doctora honoris causa. En 1995 la "Order of Nurses de Quebec" la distingue con su galardón Orden del Mérito por sus importantes aportaciones a la disciplina enfermera.

Desde su jubilación en 1989 siguió muy activa en su actividad docente en la Universidad canadiense de Québec. Entre las revistas profesionales ha publicado diversos artículos como: Infirmière Canadienne, Canadian Nurse, Journal of Advance Nursing y Journal of Nursing Education. Es autora de varios capítulos y coeditora de "la personne agèe etses besoins: interventions infirmières". Este libro publicado en 1996, analiza los cuidados de enfermería de los ancianos sobre la base del modelo asistencial de Virginia Henderson.

Bibliografía:
Adam E. Hacia dónde va la enfermería. Madrid: Ed. Interamericana, 1982.

Appleton, Edith Elizabeth. *(1877 – 1958). Nació el 9 de junio de 1877 en la localidad inglesa de Deal, en el condado de Kent. Edith era la octava de una extensa familia de once hermanos. Su padre, Edward Appleton, era miembro de la marina inglesa que se ahogó en Dungeness cuando Edith tenía veinte años y dejó a Eliza, su madre, sola con su amplia prole.*

Tres años después, Edith se trasladó a Londres para estudiar enfermería en el Hospital de San Bartolomé donde permaneció hasta 1904 cuando continuó su formación en una escuela de enfermería privada. Así que, cuando estalló la Primera Guerra Mundial, Edith estaba preparada para formar parte de uno de los operativos sanitarios que se trasladaría al continente. Edith se unió al Queen Alexandra's Imperial Military Nursing Service Reserve y llegó a Ostende en octubre de 1914. Desde entonces y hasta el final de la guerra, Edith Appleton trabajó en el frente de manera incansable en los distintos lugares a los que fue destinada. Su experiencia como enfermera de guerra la plasmó en un diario que mantuvo vivo durante cuatro años en el que plasmó su rutina diaria, explicando sus sentimientos y relatando los momentos duros y los que encontró para intentar evadirse de la dura realidad del frente.

Por su labor le valió la conmemoración en 1917 de la Royal Red Cross por su "devoción y competencia excepcionales". Appleton mantuvo un diario durante los cuatro años que estuvo en el frente en el que plasmó sus experiencias y se convirtió en un valioso testimonio de la Gran Guerra.

Al finalizar la guerra aún permaneció un tiempo en la zona de conflicto curando a los muchos soldados heridos que empezaban a regresar a sus casas. Finalmente, fue desmovilizada a finales de 1919. De vuelta a Inglaterra, Edith continuó con su labor como enfermera en el Bedford College de Londres hasta que en 1923 compró una casa con una de sus hermanas en la Isla de Wight que terminó convirtiéndose en el punto de encuentro de la familia Appleton. Tres años después se casó con John Bonsor Ledger, con quien no tuvo hijos y falleció una década después.

Appleton falleció el 6 de febrero de 1958 en su hogar, a los ochenta años de edad. Sus diarios permanecieron custodiados por la familia Appleton durante décadas hasta que algunos de sus sobrinos nietos empezaron a compartir con el mundo las memorias de su tía abuela.
Bibliografía:
Edith Appleton. *A nurse at the front. The First World War Diaries of Sister Edith Appleton*. Edited by Ruth Cowan. Simon & Schuster, 2012.

Barnard, Kathryn. (1938 - 2015) *Nació el 16 de abril de 1938, Omaha, Nebraska, Estados Unidos. Kathryn Elaine Barnard fue una enfermera conocida por su descubrimiento del papel que desempeñan las interacciones entre madres y recién nacidos en el desarrollo de la primera infancia.*

En 1956 se matriculo en un programa de iniciación a la enfermería en la universidad de Nebraska, termino sus estudios graduándose en junio de 1960. Asistió a la Universidad de Boston para su estudio de posgrado, graduándose en el año 1963 con una maestría en enfermería. Luego se mudó a la Universidad de Washington para obtener su doctorado, que obtuvo en 1972 con una disertación sobre el papel del rock en el desarrollo infantil. Así, después de su graduación se interesó en estudios especilizados obteniendo master en enfermería y especialización en educación sobre enfermería.

Ha trabajado como instructora auxiliar de enfermería pediátrica e instructora de enfermería materno-infantil en la Universidad de Washington, igualmente coordinó proyectos de adiestramiento de enfermeras en desarrollo infantil y asistencia a niños con retrasos mentales y discapacitados.

Fue una investigadora activa que ha publicado mucho sobre lactantes y niños desde mediados de la década de 1960. Comenzó estudiando a niños y adultos con capacidad mental y física, paso a estudiar las actividades de niños sanos, y después amplio su trabajo de modo que incluyeran métodos para evaluar el crecimiento y desarrollo de os niños y de las relaciones materno-infantil.

En 1971 fue directora de proyecto de un estudio para desarrollar un método para la valoración enfermera de niños.

Desde 1979 hasta hoy ha sido la principal investigadora y asesora del proyecto de formación vía satélite sobre valoración infantil en enfermería. Desde 1966 ha publicado artículos en revistas y escrito libros sobre concejos para la salud de los niños e instrucción de niños con retrasos metales, entre otros muchos trabajos. Barnard propone que las características individuales de cada miembro influyen el sistema de relación padre e hijo, y que el comportamiento adaptativo modifica esas características para satisfacer las necesidades del sistema relacional. La teoría de Barnard toma prestadas ideas de la psicología y del desarrollo humano y se centra en la interacción de la madre y el lactante con el entorno. Su teoría se basa en escalas desarrolladas para medir los efectos de la alimentación, la enseñanza y el entorno.

Un interés central de la obra de Barnard fue la elaboración de toda una serie de todos aquellos instrumentos de la valoración para determinar la salud, el crecimiento y desarrollo del niño, considerando al conjunto padres- hijo como un sistema interactivo. Barnard sostiene que este sistema está influido por las características individuales de cada miembro, que pueden modificarse de manera que satisfagan las necesidades del sistema. También define la modificación como una conducta adaptativa.

Barnard terminó su carrera como profesora emérita en la Universidad de Washington.

Falleció el 27 de junio de 2015 de enfermedades crónicas a la edad de 77 años, en Seattle, Washington, Estados Unidos.

Como importante legado dejó el Centro de Salud Mental y Desarrollo Infantil, fundado por Barnard en 2001, que continúa la investigación en la Universidad de Washington y ahora lleva su nombre.

Barton, Clara. *(1821 - 1912) Clarissa Harlowe Barton nació en 1821 en Oxford, Massachusetts. Fue una enfermera y maestra estadounidense, sufragista y humanitaria, recordada por toda la organización de la Cruz Roja Americana. La pequeña de los Barton* *cuidaba de todos los miembros de su familia, incluido su perro. Cuando su hermano David sufrió un accidente al caerse del tejado de un granero, Clara, con apenas 11 años, no se separó de su lado y aprendió a medicarle y curarle.*

Trabajo durante un breve período de tiempo como maestra de escuela. Más tarde se convirtió en empleada de la Oficina de Patentes de Estados Unidos en 1854, pero perdió el trabajo cuando los demócratas ganaron la presidencia en 1856.

Al estallar la Guerra Civil, Barton vio la necesidad de una organización eficiente para distribuir alimentos y suministros médicos a las tropas. Su trabajo de solicitar y distribuir alimentos a los heridos era agotador e interminable.

Se quejó una vez a un amigo: "No puedo decirte cuántas veces me he trasladado ya con mi familia (el ejército), 100 o 150 veces, durmiendo media hora en la noche". Sus esfuerzos, sin embargo, fueron muy apreciados en el campo de batalla, especialmente en Antietam y en Fredericksburg. Al finalizar la guerra, se ofreció a la difícil tarea de localización e identificación de presos, hombres desaparecidos y fallecidos que habían sido enterrados en tumbas anónimas. La tensión de su trabajo tuvo su efecto, ya que su médico la ordenó viajar a Europa para reposar en 1869.

Barton también participó en los esfuerzos de ayuda durante la guerra franco-prusiana en 1870-1871, pero se vio obligada a retirarse temporalmente por problemas de salud en 1872. Tras recuperarse, hizo campaña para establecer una ramificación americana de la Cruz Roja, a pesar de la resistencia del gobierno derivada de los temores de intervención en el exterior. El Senado de Estados Unidos, después de años de cabildeo, finalmente ratificó en la Convención de Ginebra en 1.882 la formación de la Asociación Americana de la Cruz Roja. Barton se convirtió en la presidenta y su programa interior posterior fue impresionante.

La Cruz Roja proporcionó alivio a Johnstown, Pensilvania, tras una inundación en 1.889 y después de los huracanes en las islas del mar de la costa del sudeste en 1.893. La organización también apoyó campañas internacionales, enviando suministros a Rusia durante la hambruna de 1892 y a Armenia en 1896.

Barton, a la edad de 77 años, se distinguió de nuevo, esta vez en Cuba, durante el conflicto español-americano. Aunque su presencia en el campo de batalla y la utilización de sus particulares métodos amplió la brecha entre la Cruz Roja y las organizaciones locales. Barton estaba dispuesta a delegar la responsabilidad y su incapacidad para hacerlo fue un inconveniente que sufrieron las filas de la Cruz Roja. Su inflexibilidad la obligó a renunciar en 1904 a la organización que había fundado y construido. Barton, sin embargo, se mantuvo activa e involucrada en el trabajo de ayuda hasta su muerte Su energía y compromiso con causas humanitarias durante un período de 40 años la convirtieron en un nombre familiar, un símbolo de sacrificio caritativo. Se retiró a Glen Echo, Maryland, donde murió el 12 de abril de 1912 a la edad de 91 años.

Benner, Patricia. *(1942 – presente) nació el 17 de agosto de 1942 en Hampton, Virginia, Estados Unidos. Es una enfermera teórica, académica y autora de enfermería. Sus padres y sus dos hermanas se mudaron a California cuando ella era una niña. Sus padres se divorciaron cuando ella estaba en la escuela secundaria, lo que describió como un evento difícil para toda su familia.*

Decidió convertirse en enfermera, y obtuvo su licenciatura en Pasadena College en 1964. Se casó con Richard Benner en 1967 y tuvieron dos hijos. Benner obtuvo su maestría en enfermería de la UCSF en 1970 y su doctorado de la Universidad de California, Berkeley en 1982.

Es conocida por uno de sus libros, "De principiante a experto: Excelencia y poder en la práctica clínica de enfermería" (1984), donde describe las etapas de aprendizaje y adquisición de habilidades a lo largo de las carreras de enfermeras, aplicando "El modelo de adquisición y desarrollo de habilidades y competencias" de los hermanos Hubert Dreyfus (filosofo) y Stuart Dreyfus (matemático) desarrollaron este modelo, estudiando a jugadores de ajedrez, pilotos de la fuerza aérea y conductores de tanques de la armada (1977-1982), propone su modelo de adquisición de habilidades a la práctica de enfermería, describe una trayectoria profesional de cinco etapas, desde enfermero principiante hasta experto. Van desde Principiante, Principiante avanzado, Competente, Eficiente y Experto. Estos cinco niveles representan un cambio general en dos aspectos de las habilidades de una enfermera, una mayor independencia dentro de la dependencia de ideas y principios abstractos y un aumento en el pensamiento crítico.

Trabajando con Judith Wrubel en 1989, Benner amplió su modelo para incorporar el concepto de cuidado con las etapas de adquisición de habilidades. La teoría de los principiantes a los expertos de Benner afirma que las enfermeras expertas desarrollan su conocimiento del cuidado del paciente y su amplio conjunto de habilidades al obtener experiencias recopiladas a lo largo del tiempo y tener una formación académica. A medida que el personal de enfermería va ganando experiencia, el conocimiento clínico se convierte en una mezcla de conocimiento práctico y teórico.

Su filosofía muestra el proceso que la enfermería atraviesa desde su recién graduación hasta que se especializa en un área determinada. Durante este proceso van surgiendo una serie de cambios de conducta; se van adquiriendo habilidades que hacen que el desempeño profesional sea cada vez de una mejor calidad, propiciando un uso de los conocimientos acerca del desarrollo profesional y laboral de la enfermera o enfermero; contribuye a describir y predecir el contexto en el que se desarrollan estos profesionales.

Benner es profesora emérita en la Escuela de Enfermería UCSF de la Universidad de California, en San Francisco y es una gran líder del programa de doctorado de la escuela sobre políticas de salud de enfermería.

Fue nombrada Leyenda Viva de la Academia Americana de Enfermería en 2011. La designación de Living Legends honra a las personas con "contribuciones extraordinarias a la profesión de enfermería, sostenidas en el transcurso de sus carreras".

Bibliografía:
Benner, P. (1989). De novato a experto. *En American Journal of Nursing 82*, (3). 402-407.
Bartel H. La práctica del profesional enfermero experto en las unidades de críticos desde el análisis de una entrevista bajo la perspectiva de Benner. Index Enferm 2010; 19(1):51-54.

Bertschinger, Claire. (1953 – presente) *Es una enfermera humanitaria anglo – suiza. Defensora de las personas que sufren en el mundo en desarrollo. Su trabajo como enfermera de la Cruz Roja en Etiopía en 1984 inspiró a Bob Geldof con Band Aid y, posteriormente, a Live Aid, el programa de ayuda más grande jamás montado.*
Nació en 1953, hija de padre suizo y madre británica, se crio en Sheering cerca de Bishop's Stortford, Essex. Era disléxica, apenas podía leer o escribir hasta que tuvo los 14 años.
Bertschinger es una budista practicante del budismo de Nichiren. Se convirtió en miembro de la organización budista mundial Soka Gakkai International en 1994.
Se graduó por la Universidad de Brunel con un Master en Antropología Médica en 1997.
Después de las prácticas y trabajar como enfermera en el Reino Unido, participó en la Operación Drake, una expedición con el Coronel John Blashford-Snell y la Sociedad de Exploración Científica en Panamá, Papua Nueva Guinea y Sulawesi. Después de esta experiencia, se unió al grupo de ayuda de emergencia ante desastres del Comité Internacional de la Cruz Roja (CICR), que pudo asistir a los lugares de guerra gracias a su doble nacionalidad. A través de esto, ha trabajado en más de una docena de zonas de conflicto, incluyendo Afganistán, Kenia, Líbano, Sudán, en Sierra Leona, en Costa de Marfil y Liberia. También trabajó en la sede del CICR en Ginebra, Suiza, como oficial de capacitación en la División

de Salud. Después trabajó en la Escuela de Higiene y Medicina Tropical de Londres.

En 1984, Claire trabajaba como enfermera de campo del CICR en Mekele, capital de la provincia de Tigray, Etiopía, durante la hambruna de 1984. Ella dirigía un centro de alimentación que solo podía aceptar entre 60 a 70 niños nuevos en un momento en que miles más necesitaban alimentos. Como joven enfermera, tenía que decidir quién recibiría y quién no recibiría alimentos. Aquellos a quienes ella no podía ayudar tenían pocas esperanzas de sobrevivir, y cuando se la entrevistó sobre el dolor de tener que tomar decisiones tan importantes, dijo: "Me sentí como un comandante nazi, decidiendo quién viviría y quién moriría. Jugar a Dios me rompió el corazón".

Cuando apareció un equipo de noticias de la BBC con el periodista Michael Buerk, Claire contó su historia con mucho gusto para resaltar los problemas. Mientras Buerk pensaba que ella era una heroína, y editó su informe para resaltar esto, Claire admitió con humor que su primera impresión de Buerk fue la de un arrogante que hizo preguntas irrelevantes. Sin embargo, pronto se convenció del valor de la exposición de los medios para las organizaciones benéficas. "No creo que las organizaciones benéficas se aprovechen al máximo porque muchas de ellas que no quieren gastar dinero en profesionales para representarlos, o no saben cómo presentarse", dijo más tarde.

El informe inicial de noticias de Buerk sobre el trabajo de Claire, que se emitió el 23 de octubre de 1984, inspiró como hemos señalado, a Bob Geldof al lanzamiento de Band Aid. A esto le siguió Live Aid en 1985, el programa de ayuda más grande jamás ensamblado, que recaudó más de 150 millones de libras y salvó aproximadamente 2 millones de vidas en África.

En 2004, Claire regresó a Etiopía con Buerk, para evaluar la situación 20 años después para realizar el programa "Etiopía: Un viaje con Michael Buerk". Tras esa visita, Claire dijo que "la educación es la clave para el futuro en entornos de escasos recursos, abre puertas y mejora radicalmente la salud de las personas, especialmente para las mujeres".

Su libro autobiográfico, "Moving Mountains" (Moviendo Montañas), fue publicado en 2005. El libro describe sus experiencias globales y su motivación espiritual que la llevó al budismo. Parte de las regalías o beneficios del libro se destina a The African Children's Educational Trust, una organización benéfica británica.
Entre sus reconocimientos destacan:
- 1985: Medalla Bish de la Sociedad de Exploración Científica, por su valentía y determinación ante la adversidad.
- 1991: Medalla Florence Nightingale del Comité Internacional de la Cruz Roja.
- 2005: Mujeres del año, Premio Ventana al Mundo. [Dieciséis]
- 2007: Premios de derechos humanos y enfermería 2007, del Centro Internacional de Ética de Enfermería (ICNE), en la Facultad de Ciencias Médicas y de la Salud de la Universidad de Surrey.
- 2008: Título honorario de Doctor en Ciencias Sociales, Universidad de Brunel.
- 2010: Votada como una de las 20 personas más influyentes en el campo de la enfermería por Maestros en enfermería en línea.
- 2010: Dame Comandante de la Orden del Imperio Británico (DBE) por la Reina en los Honores del Año Nuevo en 2010.
- 2010: Título honorario de Doctor en Educación, Universidad Robert Gordon.
- 2010: Título honorario de Doctor en Ciencias de la Salud, Universidad Anglia Ruskin.
- 2011: Título honorario de Doctor en la Universidad de Staffordshire.
- 2011: Título honorario de Doctor en Ciencias, Universidad de Montfort.
- 2012: Votó a una de las cinco mujeres formidables que dieron forma a la Cruz Roja por la Cruz Roja Británica.
- 2012: Votada como una de las 10 enfermeras más influyentes de todos los tiempos por Scrubs Magazine.
- 2012: Teniente adjunto de Hertfordshire.

Bibliografía:
Bertschinger, Claire. Fanny, Blake. *Moving Mountains*, Nueva York: Doubleday; 2005.

Brändström, Elsa. *(1888 - 1948) nació un 26 de marzo de 1888 en San Petersburgo, Rusia. Era hija de un agregado militar en la Embajada de Suecia. Fue enfermera y filántropa, conocida en todo el mundo como el ángel de Siberia, Enfermera de la Cruz Roja sueca, miembro de la misión sueco-danesa enviada a Siberia durante la Primera Guerra Mundial, estuvo en esta región entre 1915 y 1920, junto a su amiga Ethel von Heidenstam, también de la Cruz Roja sueca, llegó a Siberia en 1915 para introducir material médico básico dedicado a los prisioneros de guerra alemanes y austriacos, que morían en grandes proporciones más de todo un 80% de frío, hambre y otras diversas enfermedades.*
En 1922 se publicó su primer libro, que más tarde fue traducido y publicado como "Entre los prisioneros de guerra en Rusia y Siberia" (Londres: Hutchinson. 1929). A partir de entonces, cuidó a los antiguos prisioneros de guerra en un sanatorio de rehabilitación para los soldados alemanes en Marienborn-Schmeckwitz en Sajonia.
En 1923, realizó una gira de seis meses por los Estados Unidos, dando conferencias para recaudar fondos para un nuevo hogar para los hijos de prisioneros de guerra alemanes y austriacos fallecidos y traumatizados. En su viaje ella recaudó 100.000 dólares americanos y viajó a 65 ciudades.
En enero de 1924, fundó un hogar para niños "Neusorge" en Mittweida que tenía espacio para más de 200 huérfanos y niños necesitados. En Siberia le había prometido a muchos soldados alemanes, que estaban muriendo, que cuidaría de sus hijos.
En 1929 se casó con su gran amor Heinrich Gottlob Robert Ulich, un profesor de pedagogía alemán. Después, ella se mudó junto con él a Dresden. En 1931, vendió el "Schreibermühle" y donó su otra casa, Neusorge, al Centro de Bienestar en Leipzig. Ella fundó "Elsa-Brändström-Foundation-for Women" que otorgó becas a niños de

Neusorge. El 3 de enero de 1932, su hija Brita nació en Dresde. En 1933, Robert Ulich aceptó una conferencia en la Universidad de Harvard y, en consecuencia, la familia se mudó a los Estados Unidos. Aquí Elsa ayudó a los refugiados alemanes y austriacos recién llegados. En 1939, abrió la "Tienda de ventanas", un restaurante que ofrecía oportunidades de trabajo para los refugiados en Cambridge, Massachusetts.

Al final de la Segunda Guerra Mundial, comenzó a recaudar fondos para mujeres y niños necesitados de hambre y sin refugio en Alemania a través de las organizaciones CARE International (Cooperativa para American Relief en Europa) y CRALOG (Consejo de Agencias de Socorro con licencia para operar en Alemania). Se recolectaron fondos considerables de los estadounidenses y especialmente de los estadounidenses de origen alemán, que representaron más del 25% de la población estadounidense. Realizó una gira de conferencias por Europa en nombre del "Fondo para Salvar a los Niños". Pero no pudo emprender su último viaje planeado a Alemania debido a una grave enfermedad.

Falleció un 4 de marzo de 1948 de cáncer de hueso en Cambridge, Massachusetts.

Bibliografía:

C. Mabel Rickmers: *Entre los prisioneros de guerra en Rusia y Siberia*, Mutchinson and Co. Ltd. (1926).

"En memoria de Elsa Brandstrom". Revista internacional de la Cruz Roja, 5° año, n. 56, noviembre de 1965, págs. 613–614.

Breckinridge, Mary Carson (1881 – 1965) *Nació el 17 de febrero de 1881, Memphis, Tennessee, en los Estados Unidos. Era hija del Congresista de Arkansas, el embajador de los Estados Unidos para Rusia, Clifton Rodes Breckinridge y una nieta del Vicepresidente John C. Breckinridge. En 1894, Breckinridge y su familia se mudaron hacia Rusia cuando el presidente Grover Cleveland designó a su padre para servir como embajador de los*

Estados Unidos en ese país. Regresaron a los Estados Unidos en 1897.

Fue una gran enfermera y comadrona, fundadora del Servicio de Enfermería de Frontera, fue una mujer profundamente religiosa, consideró que este camino era el llamado de su vida.

Fue educada por tutores privados en Washington, DC, Suiza y en San Petersburgo, Rusia. Obtuvo una licenciatura en St Lukes Hospital New York en Enfermería en 1910 y un entrenamiento avanzado de parteras en un hospital en Londres, en Inglaterra.

Mientras ella se encontraba en Europa, conoció a las enfermeras-parteras francesas y británicas y se dio cuenta de que las personas con capacitación similar podían satisfacer las necesidades de la atención médica de casi todas las madres y los bebés de las zonas rurales de América. Breckinridge viajó a las Hébridas, en Escocia, en 1924 para observar modelos de servicios de salud en áreas rurales remotas.

Breckinridge también reconoció que la estructura organizativa de los puestos descentralizados en Francia podría imitarse en otras áreas rurales. Ella implementaría estas ideas en su trabajo posterior con el Servicio de Enfermería de Frontier.

Como no se ofreció ningún curso de partería en los Estados Unidos, Breckinridge regresó a Inglaterra para recibir la capacitación que necesitaba en el Hospital Británico para Madres y Bebés. Luego fue certificada por la Junta Central de Matronas. Regresó a los Estados Unidos en 1925 y el 28 de mayo de ese año fundó el Comité de Kentucky para Madres y Bebés, que pronto se convirtió en el Servicio de Enfermería de la Frontera en 1925 para brindar atención profesional de la salud en las montañas de los Apalaches del este de Kentucky, con su actividad ayudó a reducir la tasa de mortalidad en mujeres dentro de ese condado. A ella se unieron dos parteras que conoció en Londres, Edna Rockstroh y Freda Caffin.

Comenzó la Asociación Americana de Enfermeras-Parteras, un precursor del Colegio Americano de Enfermeras-Parteras, en 1929 y la primera escuela americana de la obstetricia en Nueva York en 1932.

Ella colaboró estrechamente con Ann MacKinnon en la creación de la Asociación de Parteras de Kentucky en 1930. Breckinridge tenía una casa de troncos grande, llamada Big House, construida en Wendover, de Kentucky, para servir como su hogar y la gran sede de aquella denominada como la "Frontier Nursing Service", en inglés, éste servicio se diseñó para mejorarel cuidado obstétrico de las mujeres que vivían en áreas montañosas remotas. Las enfermeras de este servicio estaban desde entonces muy bien entrenadas para el desarrollo del parto.

El servicio comenzó entrenando matronas y estimuló la creación de las escuelas para partos.

En 1939 comenzó su propia escuela de partería. Allí, llevó a cabo los servicios durante toda la tarde del domingo utilizando el libro de oraciones episcopal. En el 1952 completó sus memorias "Barrios amplios", aún están disponibles en la University of Kentucky Press.

Continuó liderando el Servicio de enfermería de la frontera hasta su muerte el 16 de mayo de 1965 en Wendover de Kentucky.

Entre sus reconocimientos destacan:

- En 1995, Mary Breckinridge fue incluida en el Salón de la Fama de la Mujer.

- En 1998, fue honrada por el Servicio Postal de los Estados Unidos con un sello de 77 ¢ de la serie Great Americans.

Bibliografía:

Raines, Kimberly (1976). "El servicio de enfermería de la frontera: una perspectiva histórica". *La revista de enfermería de salud comunitaria.* 13 (2): 125.

Campbell, Anne G. (1984). "Mary Breckinridge y el Comité Americano para la Francia Devastada: Los Fundamentos del Servicio de Enfermería de la Frontera". *El Registro de la Sociedad Histórica de Kentucky.* 82 (3): 263.

Cavell, Edith Louisa. *(1865 – 1915) Nace en Swardestone, Norfolk, Inglaterra, un 4 de diciembre de 1865 y fue ejecutada en Bruselas, el 12 de octubre de 1915. Enfermera de origen británico,* quien sirvió para la Cruz Roja, durante la Primera Guerra Mundial. Es conocida históricamente por su valiente ayuda a los soldados heridos en zonas ocupadas por los alemanes, en especial a los militares de países neutrales, a quienes curaba y ayudaba a escapar. Una vez descubierta, Miss Cavell fue apresada y ejecutada por las fuerzas alemanas, convirtiéndose desde entonces en modelo de servicio y humanidad. Su figura fue usada, entre las tropas aliadas, como ícono de valentía y entrega.

Fue la mayor de los cuatro hijos del reverendo Frederick Cavell y su esposa. Perteneciendo a una familia de origen humilde y ligada totalmente a la práctica religiosa, desde edad temprana aprendió la importancia de ayudar al necesitado. En su juventud, ayudaba a su padre a recolectar dinero y material para los más pobres. Una de las formas fue a través de la venta de algunos cuadros de flores y pájaros, que Edith pintaba con gran talento, y por lo que pudo recaudar hasta trescientas liras esterlinas, para sufragar la constitución de una escuela dominical, en la iglesia de donde su padre era reverendo.

En 1890, Cavell se mudó a Bélgica, donde sirvió como institutriz, para los hijos de una familia de origen francés. Igualmente, tuvo la oportunidad de visitar Austria, donde conoció un hospital gratuito, donde los enfermos eran atendidos sin pedírseles nada a cambio. Esto impresionó sobre manera a Edith. Un tiempo después tuvo que regresar a Inglaterra, a fin de cuidar de su padre, quien había enfermado de gravedad. Luego de solventar esta situación familiar, Edith decidió partir hacia la capital británica, donde ingresó al Hospital de Londres, para formarse como una enfermera. En esta institución, tuvo la oportunidad de ser estudiante de Eva Lucke, quien en ese momento contaba con la fama de ser la mejor comadrona (partera) de la ciudad.

En 1907, se trasladó nuevamente hacia Bruselas, donde logró conseguir un trabajo como comadrona en una Escuela de Enfermeras. Durante estos años, Edith desarrolló su carrera como comadrona y enfermera, teniendo la oportunidad de trabajar en varios hospitales. Igualmente, dedicó parte de su tiempo a la educación, dando clases en *varias escuelas de enfermería. Incluso llegó a editar una revista, L'infirmière, a fin de compartir sus conocimientos. Dentro del gremio profesional de la medicina, ella se había convertido en toda una personalidad, siendo así una de las pioneras de la enfermería moderna. El inicio de la Primera Guerra Mundial, en 1914, la sorprendió en Inglaterra, de visita en casa de su madre. Rápidamente, volvió a Bruselas, a fin de reintegrarse a su puesto de trabajo. A su llegada, consiguió que el hospital para el que trabajaba, se encontraba bajo el control de la Cruz Roja. Unos meses después, en noviembre, Edith Cavell vio cómo Alemania tomaba Bruselas. A partir de entonces, esta enfermera británica se trazó el propósito de no sólo curar las heridas de los soldados aliados, heridos en combate, sino que además decidió ayudarlos a escapar de las fuerzas alemanas. Durante un total de diez meses, acogió a más de un centenar de soldados aliados en su casa, a fin de ayudarlos a escapar de su situación de detenido de guerra.*

No obstante, Edith Cavell fue delatada ante las fuerzas alemanas, las cuales tomaron cartas en el asunto de forma inmediata. El 3 de agosto de 1915, la enfermera Edith Cavell fue detenida y enviada a la prisión Saint Guilles. Desde el principio admitió con total dignidad y entereza los cargos de los que era acusada, aceptando haber ayudado a recobrar la libertad a más de cien soldados belgas, franceses y británicos. Culpa ante la cual ella, no sentía ningún tipo de arrepentimiento, pues tal como refieren algunos historiadores siempre sintió que hacía lo que debía de hacer. Su detención se hizo rápida noticia en las tropas y los gobiernos aliados, quienes desde el principio invocaron la Convención de Ginebra, la cual dicta medidas de protección sobre el personal médico, durante los conflictos armados.

Pese a todos los intentos de solucionar su situación, a través de la política internacional, e incluso aun la oposición de altos miembros del gobierno alemán, Cavell fue finalmente ejecutada a los 49 años por las fuerzas alemanas, después de pasar diez semanas confinadas a un estricto orden de presidio. Su muerte estremeció al mundo, quien desde el primer momento la tomó como estampa de lucha y la creencia en los

principios de humanidad. Su cuerpo fue depositado en una tumba en uno de los costados de la cárcel de Saint Gilles, donde pasó los últimos días de su vida. Culminada la guerra, logró ser exhumado, y llevado a Inglaterra, donde fue enterrada en Norwich.
Bibliografía:
Diana Souhami. *Edith Cavell.* Quercus, Londres 2010.

Collière, Marie Françoise. *(1930 - 2005) Enfermera, antropóloga y filósofa, eminente profesora de enfermería francesa, y destacada figura de la enfermería internacional, destacó por su labor en el impulso de los estudios y explicitación de la enseñanza e investigación en el ámbito de los cuidados de la vida de individuos y colectividades.*

Continuó sus estudios de enfermería en la Escuela La Croix Saint Simon de Paris y dirección de enfermería en la misma ciudad. Los estudios y el trabajo desempeñado en instituciones asistenciales, la condujeron al deseo de profundizar en el área de la salud a mitad de los años 70, mediante una bolsa de estudios de la OMS en la Universidad de Wayne del estado de Detroit, sobre la enseñanza de la enfermería en salud pública dentro del programa del Master en Ciencia, tras los cuales realizó su primera investigación sobre la historia de la profesión enfermera francesa. Se centró en la enseñanza, praxis e investigación de los cuidados.

Los contenidos enseñados durante su permanencia en la Escuela Internacional de Enseñanza Superior de Enfermería comprendieron desde la salud y el análisis de situaciones de acción sanitaria y social en el medio familiar, cuidado de salud primaria y comunitaria, en cuidados a domicilio, dirección de enfermería e investigación en historia de los cuidados.

Sus enseñanzas se extendieron en una veintena de países de Europa central y del este, americanos, asiáticos, africanos del medio oriente en calidad de profesora invitada para impartir cursos, seminarios y conferencias durante los años 80 y 90. Los viajes compaginaron también su costumbre por el carácter de estudio e investigación permanente de las formas de vida y los cuidados enfermeros en el ámbito de la salud pública en el Reino Unido, Bélgica, Suecia, Finlandia, África del Norte, Norteamérica, China y Japón.

La producción bibliográfica de Collière constituye el principal legado que nos ha dejado, conformado por multitud de artículos, ensayos y libros. En el ámbito español era conocida sobre todo a partir de la traducción de su libro "Promover la vida. De la práctica de las mujeres cuidadoras a los cuidados enfermeros", única obra traducida al español por entonces y por algunos manuscritos de sus intervenciones en España.

Durante los años 90 visitó en varias ocasiones España invitada por varias escuelas de enfermería y por algunas asociaciones enfermeras como profesora en seminarios, conferenciante en congresos, jornadas de trabajo en Madrid, Málaga, Vitoria, Bilbao, Barcelona, en Las Palmas de Gran Canaria, Oviedo y Albacete.

Aunque colaboró en varios comités de expertos de la Organización Mundial de la Salud (OMS) desde 1969, la OMS la nombró, desde 1973 hasta su retirada de la actividad laboral en 1996, miembro del comité de expertos en cuidados enfermeros del Cuadro de Expertos Permanentes de dicha organización en Ginebra, siendo consultada respecto a numerosos asuntos de la OMS a nivel mundial.

Collière falleció el 27 de enero del 2005 a sus 74 años de edad, en el hospital de la Charmettre de la Cruz Roja en Lyon (Francia), dentro de un servicio de cuidados paliativos donde estuvo ingresada durante sus últimos cuatro meses de su vida.

Dávila Ortiz, Elvira (1917 – 2008) *Enfermera colombiana, que nació el 10 de febrero de 1917 y fue hija del industrial D. José Domingo Dávila Pumarejo y Dña. Paulina Ortiz Rodríguez-Ugarte, En 1925 ingresó al colegio del Sagrado Corazón de Bogotá y en 1927 viajó a Europa, estudiando en internados del Reino Unido como el Nativity Convent en Eastbourne y en Bélgica como en el English Convent de Brujas, así como en el internado de Ixelles del Colegio del Sagrado Corazón, en Bruselas.*

A su regreso a Bogotá en 1930 ingresó nuevamente al Sagrado Corazón y en 1932 entró al colegio de hermanas de la Presentación, llamado San Façon. En 1938 le propuso a su padre la idea de estudiar enfermería. Tras las continuas negativas de su progenitor, su padre le permitió estudiar enfermería en el Centro de Acción Social Infantil, y el 3 de marzo de 1943 se graduó como Enfermera, en su tesis investigó sobre las transfusiones de sangre y plasma, pues ella había visto el tema de la enfermería en Europa donde le hablaron de múltiples sucesos en la Primera Guerra Mundial.

Sus prácticas las realizó en el hospital de la Misericordia donde se asombró por la cantidad de niños que fallecían por anemia y veía que era posible que se les hicieran transfusiones y todos los pacientes se recuperaron satisfactoriamente, pero en aquella época a la gente les daba temor el tema de entregar su sangre por miedo a enfermedades o la muerte.

Con ayuda de su tesis llegó al cargo de Directora del Hospital de las Samaritanas. Fue pionera en la profesión de enfermería y de la transfusión de sangre en América Latina.

Revisada su tesis y trayectoria por el director del Hospital La Samaritana y presidente de la Cruz Roja, quien la llamó para proponerle la tarea de crear el Primer Banco de Sangre. Ella no lo dudó e hizo una investigación que fue aceptada de inmediato por la Cruz Roja y ella comenzó a buscar recursos. Habló con su familia y le donaron el dinero necesario para el montaje de este banco, la Junta Directiva de Bavaria aprobó la donación. Por eso, el primer nombre que tuvo la entidad fue Banco de Sangre Bavaria. Por todo ello, tras las numerosas investigaciones científicas que realizó en sus primeros años de vida profesional, llevó a Elvira Dávila a fundar en 1944, el primer Banco de Sangre de Colombia. Sin embargo, en aquella época el concepto de salvar vidas gracias a la transfusión de sangre era completamente desconocido en Colombia, por lo que tuvo que hacer ver a sus compañeras que no corrían el riesgo de morir o contraer enfermedades si donaban sangre a enfermos. Por otra parte, la gente no quería donar ni una sola gota, entonces ella propuso pagar cinco centavos por centímetro cúbico donado. Gracias a esto, miles de personas se salvaron de la anemia.

Después de fundar el Banco de Sangre en 1944, quiso en plena II Guerra Mundial, viajar a Nueva York para especializarse en enfermería. Como ella, además, hablaba tanto inglés como el francés, esto le permitía estudiar y trabajar, entre otras, en Memorial Hospital en la sala de cáncer que tenía muy pocas enfermeras.

También realizó una especialización en cirugía y post operatoria en el New York Presbyterian Hospital, hospital universitario del Weill Medical College de Cornell y del Medical College of Physicians and Surgeons de Columbia.

Cuando regresó a Colombia, fue propuesta para dirigir la Primera Escuela de Enfermería en la Pontificia Universidad Javeriana de Bogotá, donde siguió dando clases sobre instrumentación y técnica quirúrgica mientras continuaba trabajando. Posteriormente, fue la directora de Enfermería de la Clínica Psiquiátrica Monserrat y del Hospital San Ignacio y también Directora de las salas de cirugía de Profamilia.

El 28 de diciembre de 1946 contrajo matrimonio con D. Enrique Dávila Barreneche, un prestigioso médico urólogo de la Universidad Nacional de Colombia y eminente profesor de urología de la Pontificia Universidad Javeriana de Bogotá, con quien tuvo cuatro hijos: Patricia, Enrique, Diana y María Paulina.

Gracias a su esfuerzo, que marcó un hito en toda Iberoamérica, fue candidata a la Medalla Florence Nightingale 2007, la cual reconoce los servicios ejemplares y los trabajos a favor de los enfermos.

Doña Elvira falleció el 25 de agosto de 2008, a los 91 años de edad.

Dix, Dorotea Lynde. *(1802 – 1887) nació un 4 de abril en Hampden, Maine, en el año 1802, fue una gran enfermera estadounidense humanitaria muy referente por su gran labor como reformadora social, destacada por sus trabajos para mejorar las condiciones en las prisiones y en el cuidado de los enfermos mentales.*

Líder en el campo de la salud, del movimiento de higiene mental y la su principal representante del "State Boards of Charities" (Juntas Estatales de Caridad). Investigadora, reformadora social, reconocida internacionalmente por todos sus aportes para la transformación de instituciones como los manicomios, cárceles y para la creación de establecimientos especiales incorporando criterios más científicos, de racionalidad y humanización. A lo largo de su vida ayudó a fundar instituciones mentales en treinta estados de Canadá.

Durante la Guerra Civil americana el 10 de junio de 1861 fue nombrada superintendente de las enfermeras del ejército en los hospitales estatales.

Durante ocho años recorrió diversas instituciones, logró entrevistar a más de nueve mil pacientes, publicó y presentó informes al Congreso, donde denunció las inhumanas condiciones de vida de las personas institucionalizadas solicitando a las autoridades la puesta en marcha de un gran Plan de Ayuda Federal para el cuidado de los enfermos mentales.

Viajó por Europa llevando adelante campañas para sensibilizar y movilizar a la opinión pública sobre la importancia de: mejorar la infraestructura hospitalaria y carcelaria, la alimentación, vestimenta para los presos y lograr la creación de establecimientos especiales.

Impulsó la construcción, la renovación de los manicomios y el establecimiento de 32 hospitales en una veintena de Estados. Su influencia llegó hasta Escocia, Italia y Alemania.

Si bien, las reformas en el campo de la salud mental tardaron medio siglo en llegar, sus estudios fueron la base de las nuevas políticas en Salud Mental y hoy es considerada como pionera del movimiento de Higiene Mental.

En un discurso ante la Legislatura de Massachusetts, en el 1843 reclama medidas más urgentes para la atención de las personas institucionalizadas en hospicios y cárceles.

Falleció el 17 de julio en el año 1887 en New Jersey, Estados Unidos, a los 85 años de edad.

Dougherty, Ellen. (1844–1919) *Enfermera y matrona de Nueva Zelanda, fue la primera enfermera diplomada y registrada en el mundo. Nació en Cutters Bay, Marlborough, Nueva Zelanda, el 20 de septiembre de 1844, hija de Sarah McAuley y de Daniel Dougherty. Su padre había sido un ballenero durante algunos años antes de establecer una estación de caza de ballenas en Port Underwood en Marlborough Sounds. Cuando Ellen tenía unos cinco años, la familia se mudó a Wellington, donde Daniel Dougherty había sido nombrado piloto de puerto. Vivían en la casa del piloto en Palmer Head, cerca de Lyall Bay. La vida en Port Underwood y Palmer Head fue dura y aislada. Ellen y los otros niños pasaron mucho tiempo en botes y explorando el monte; todos se convirtieron en buenos jinetes. Su educación se logró en parte leyendo la biblioteca de su padre, en parte de sus padres y una institutriz.*

Tras la muerte de su padre en 1857, Ellen con sus hermanos y hermanas fueron criados por su madre, quien después dirigió una pensión en Ghuznee Street, Wellington. Antes de iniciarse como enfermera, se cree que trabajó con Charles Barraud en su farmacia de Wellington. Desde 1885 estuvo empleada en el Hospital del Distrito de Wellington comenzando su formación en la capacitación de enfermera, completó su certificado en enfermería en 1887 y estudió anatomía y fisiología elemental. Se convirtió en la jefa de la sala de accidentes del hospital y también dirigió la sala de cirugía.

En 1893, Dougherty actuaba como matrona en el Hospital del Distrito de Wellington, cuando pasó por alto una oportunidad para la posición permanente, aceptó un puesto como matrona del Hospital Palmerston North. A su llegada, descubrió que se había hecho muy poco para proporcionar materiales básicos para el hospital y que el dinero escaseaba. Su primera preocupación fue asegurar un suministro suficiente de ropa de cama. En aquellos días previos a los antibióticos, los hospitales requerían grandes cantidades de ropa para prevenir infecciones. Su primer gran acto al asumir su puesto fue organizar talleres de costura con sus familiares para coser sábanas, almohadas y vendas.

Como matrona, Dougherty contó con la asistencia de dos enfermeras y dos oficiales médicos de medio tiempo, a quienes trajo con ella desde Wellington. Las enfermeras trabajaban turnos de 12 horas, y horas extras según las necesidades. El trabajo era muy exigente. Palmerston North era por entonces un centro para la construcción de la línea ferroviaria principal de la Isla Norte, y para el desbroce y el aserrado de árboles en la industria forestal. Los accidentes eran muy comunes y los médicos no siempre estaban disponibles. Ella misma tuvo que colocar extremidades rotas, heridas variadas y, en ocasiones, amputar un brazo o una pierna. También dirigió el dispensario del hospital, a menudo permaneciendo en el trabajo hasta después de la medianoche y también administró la farmacia del hospital. Así pues, en 1899 fue registrada oficialmente como farmacéutica, anterior a su registro como enfermera.

En septiembre de 1901, Nueva Zelanda se convirtió en el primer país en tener una legislación separada para el registro y la regulación de las enfermeras. Cuando la Ley de registro de enfermeras se convirtió en ley en enero de 1902, las enfermeras que ya habían recibido capacitación podían solicitar que sus nombres se ingresaran en el registro y la primera en la lista era Ellen Dougherty, que fue la primera en registrarse el 10 de enero de 1902. Cuando se jubiló en 1908 a los 64 años, el hospital de Palmerston North había crecido hasta el doble de su tamaño original en un período en el que ella había tenido la responsabilidad administrativa principal. Ella, que nunca se había casado, se retiró a Carterton, Wairarapa, para estar cerca de su familia. Fue allí donde falleció el 3 de noviembre de 1919 a los 75 años, está enterrada en el cementerio de Clareville, en el distrito de Carterton, en Nueva Zelanda. El Reino Unido comenzó el registro de enfermeras en 1919, el año en que Dougherty falleció.

Eidenbenz, Elisabeth. (1913 – 2011) *Nació el 12 de junio de 1913 en la ciudad suiza de Wila. Elisabeth estudió magisterio y ejerció su profesión como maestra primero en Suiza y más tarde en Dinamarca. Mujer de profundos ideales sociales y pacifistas seguía* *atentamente los terribles acontecimientos que asolaron Europa en aquellos años.*

Elisabeth era una joven maestra de poco más de veinte años cuando en España se vivía una terrible guerra civil. Fue en ese conflicto donde decidió dar rienda suelta a sus sentimientos solidarios y de ayuda a los más desfavorecidos. Así, después de recibir una básica formación sobre primeros auxilios, Elisabeth se unió a aquellos voluntarios de la Asociación de Ayuda a los Niños de la Guerra que tenía como misión actuar en ayuda de la población civil en la zona republicana.

El 24 de abril de 1937 la maestra convertida en enfermera llegaba a Madrid con el resto de voluntarios dispuesta a ayudar sobre todo a las madres y los niños que se encontraban en peligro de malnutrición y se veían abocados a una muerte segura.

Finalizada la Guerra Civil Española, en la que Franco salió victorioso y se erigió como dictador de España, fueron muchos los exiliados fieles a la república que huyeron más allá de los Pirineos. Los miles de personas que se instalaron en los campos de refugiados del sur de Francia colapsaron a las autoridades francesas. Las mujeres embarazadas debían parir en establos, en un espacio carente de cualquier garantía sanitaria. Después de dar a luz, y sin esperar en ningún momento a la recuperación de la madre y el recién nacido, eran devueltos a los barracones de los campos de refugiados.

En aquellas condiciones infrahumanas no es extraño que la práctica totalidad de bebés y muchas de sus madres no sobrevivieran. Elisabeth no se resignó a ver cómo cientos de mujeres y bebés sucumbían al hambre y al frío delante de ella.

En su búsqueda desesperada por encontrar una situación a aquel drama humano, Elisabeth encontró un palacete abandonado junto al campo de Argelès-sur-Mer, en una localidad llamada Elna. A pesar de estar en ruinas, para ella fue la solución.

Fundadora de la Maternidad de Elna, entre 1939 y 1944 logró salvar a 597 niños y otras tantas mujeres entre los refugiados republicanos españoles y judíos que huían de la invasión nazi.

Con la ayuda de hombres voluntarios que reformaron cómo pudieron, en aquel casón viejo y medio derruido, Elisabeth consiguió organizar una maternidad que estaría en activo desde 1939 hasta 1944 y que llegaría a salvar la vida de unos 600 niños y otras tantas mujeres. Elisabeth no era matrona ni enfermera de profesión pero con su voluntad y decisión ayudó a que las mujeres embarazadas que llegaban a los campos de refugiados pudieran parir con cierta dignidad y, sobre todo, con unas mínimas garantías de supervivencia.

La maternidad de Elna se mantuvo primero gracias a las donaciones que llegaban de toda Europa y más adelante por su filiación a la Cruz Roja. Este hecho ayudó en el aspecto económico pero no en el humano.

En un primer momento las mujeres que llegaron a la maternidad venían de la España republicana, alrededor de 400. Pero con la subida al poder de Hitler, los refugiados llegados de Alemania, en su mayoría judíos, fueron cada vez en aumento. Se calcula que fueron unos 200 los bebés judíos que nacieron en la maternidad de Elna. Considerados como refugiados políticos, supusieron más de un dolor de cabeza a Elisabeth pues la Cruz Roja obligaba a todas las instituciones a ella adherida a seguir los dictados de su política sobre neutralidad. Por ello, Elisabeth no dudó en falsificar muchos documentos de aquellas madres.

Pronto llegaría también a oídos de la omnipresente Gestapo, la policía secreta del Tercer Reich, las actividades que se realizaban en aquella maternidad perdida en el sur de Francia. Pero a pesar de que las amenazas fueron constantes e incluso Elisabeth fue detenida en una ocasión, el centro continuó con su trabajo humanitario.

Los nazis consiguieron su propósito y en 1944 conseguían cerrar la maternidad de Elna. A pesar de todo, Elisabeth podía sentirse orgullosa. En cinco años había salvado más de un millar de vidas y, lo más importante, había devuelto la esperanza a aquellas personas que veían en el horizonte un futuro oscuro y sin esperanza.

Su historia permaneció oculta hasta que, al final de su vida, llegaron los reconocimientos públicos. En 2002 la localidad de Elna le dedicó un homenaje y el estado de Israel le entregó la Medalla de los Justos

Entre las Naciones. *En años posteriores recibió otros reconocimientos como la Cruz de Oro de la Orden Civil de la Solidaridad Social otorgada por el Gobierno de España, La Cruz de San Jorge, de la Generalitat de Cataluña y la Legión de Honor, concedida por el Gobierno Francés.*
Eidenbenz pasó el resto de su vida en su hogar cerca de Viena hasta que falleció en Zurich, el 23 de mayo de 2011, a la edad de 97 años.
Bibliografía:
Assumpa Montellà. *La maternidad de Elna. Cuna de los exiliados*. Ediciones Ara Llibres, 2005.
Remedios Oliva-Berenguer. *Éxodo, del campo de Argeles a la maternidad de Elna*. Viena Memoria, 2006.

Erickson, Helen C. (1936 – presente) *nació en 1936. Es la autora enfermera principal de la teoría de modelado y modelación de roles de la enfermería. Su trabajo, en coautoría con Evelyn Tomlin y Mary Ann Swain, se publicó en la década de 1980 y se derivó de su experiencia en la práctica clínica.*
Logró su diploma del Saginaw general hospital, Saginaw (Michigan) en 1957. Entre sus titulaciones se incluyen grado de enfermería en 1974, dos másteres en: enfermería psiquiátrica y enfermería médico-quirúrgica en 1976. Un doctorado en psicología educativa de 1984, todos de la universidad de Michigan. Durante este tiempo conoció a Evelyn M. Tomlin, y fueron en sus conversaciones, que comenzaron la investigación en el modelado y la teoría de modelos de rol de la enfermería.
La experiencia profesional de Erickson empezó en el servicio de urgencias del Midland community hospital. Su carrera académica empezó como profesora asociada en el RN studies program de la escuela de enfermería de la universidad de Michigan.
Erickson es miembro de la American nurses association, American nurses Foundation y de algunas otras asociaciones más. Fue presidenta del First national symposium on modeling and role-modeling 1986. También fue la primera presidenta de la Sociedad

para el avance del modelado y modelado de roles (SAMRM) de 1986 a 1990. La organización fue establecida en 1986 en la Universidad de Michigan.

En 2006, editó un libro que proporciona información adicional que describe las relaciones entre el alma, el espíritu y la forma humana.

Actualmente Erickson investiga la teoría de modelo y modelado de roles, y ha presentado varios seminarios y conferencias sobre diversos aspectos de esta teoría en Humboldt University school of nursing de Arcata, en California que es la primera escuela acreditada por la national league of nursing que utiliza la teoría de modelo y modelado de roles como base conceptual.

Tiene el título de Profesora Emérita en la Universidad de Texas en Austin.

Fairchild, Helen. (1885 – 1918) *Nació el 21 de noviembre de 1885, en Turbot, de Pensilvania, Estados Unidos. Enfermera que formó parte de la Fuerza Expedicionaria Americana durante la Primera Guerra Mundial, y que se hizo conocida por sus cartas de guerra que escribió a su familia en los Estados Unidos, durante el tiempo que estuvo en el frente y cuyas cartas recopiló su sobrina Nelle Fairchild Rote, quien vio en su tía Helen a una auténtica heroína. Su papel en los hospitales de campaña fue determinante para salvar muchas vidas, mejorando la situación de los heridos en el frente.*

En 1913, se graduó en el Hospital de Pensilvania y trabajó como enfermera. Después de que Estados Unidos se unió a la Primera Guerra Mundial, ella y otras 63 enfermeras del hospital se ofrecieron como voluntarios para las Fuerzas Expedicionarias de los Estados Unidos.

Fue voluntaria para el servicio de primera línea para la Tercera batalla de Ypres y se trasladó a una estación de limpieza de víctimas en Dozinghem. Fue una valiente enfermera de combate y estuvo expuesta a fuertes bombardeos, incluido el uso de gas mostaza . En la noche del 17 de agosto, la estación de limpieza de víctimas fue bombardeada por aviones alemanes y el personal médico fue evacuado

a Le Treport.
Fairchild tenía un historial médico de dolor abdominal, que empeoró después de su experiencia de combate. Para la Navidad de 1917 ella vomitaba después de cada comida. Los rayos X revelaron que una gran úlcera gástrica obstruía el píloro. Se sometió a una cirugía para la úlcera el 13 de enero de 1918. Al principio se recuperó bien, pero luego entró en coma y murió cinco días después. El examen post mortem sugirió por entonces, que ella había muerto como resultado de las complicaciones hepáticas del cloroformo utilizado como anestesia durante su operación, muy posiblemente empeorada por su exposición previa al gas mostaza.
Falleció el 18 de enero de 1918, en Francia. La enterraron con todos los honores militares en un cementerio de Le Treport y luego la trasladaron hacia el cementerio y monumento estadounidense de Somme en Bony, Francia.
Entre sus reconocimientos destacan:
- El Puesto de Enfermeras de la Legión Americana en Filadelfia fue nombrado Puesto de Enfermeras de Helen Fairchild # 412 en su honor. Está inscrita en el Memorial Mujeres en el Servicio Militar para América en el Cementerio Nacional de Arlington, Virginia.
- El puente de Watsontown, Pa. Fue nombrado el Nurse Helen Fairchild Memorial Bridge. Es un puente arqueado de más de 305 m. de largo, sobre la Rama Oeste del Río Susquehanna. Está en el National Trust por su construcción y diseño.
- Una placa en un stand se encuentra en Bélgica, cerca del pueblo de West Vleteran, no lejos de Poperinge. Se encuentra justo afuera de la pared del Cementerio Militar Británico de Dozinghem, la antigua ubicación de la estación de limpieza de víctimas N° 4 de la enfermera Helen, de junio a noviembre de 1917. La placa muestra su retrato y cuenta su historia en inglés y holandés. La placa se dio a conocer y se colocó en agosto de 2010.

Fitzpatrick, Joyce J. (1944 – presente) *Nació el 4 de mayo de 1944, obtuvo el grado de Enfermería en 1966 por la Universidad de*

Georgetown y la titulación de Master en Enfermería de la salud psiquiátrica-mental, por la Universidad estatal de Ohio en 1967, completando su Doctorado en enfermería en la Universidad de Nueva York en 1975 y MBA Dirección de Empresas, de la Universidad Case Western Reserve, Cleveland.

Fitzpatrick ha ocupado numerosos cargos a lo largo de su carrera entre los que se encuentran: el de enfermera de plantilla de salud pública y directora de formación para la prevención del suicidio. También ejerció como profesora asistente en la Universidad de Wayne, profesora visitante en la universidad de Rutgers y Decana de Enfermería en la Case Western University.

En 1982 como teórica de la enfermería desarrolla y publica su "Life Perspective Rhythm Model" (Modelo de la perspectiva de la Vida) a partir de las ideas de Martha Rogers sobre el hombre como una unidad.

Comenzó a publicar en 1970. Fitzpatrick propone que el proceso del desarrollo humano se caracteriza por ritmos que ocurren dentro del contexto de la interacción continua persona-ambiente. La actividad de la enfermería se concreta en potenciar el proceso de desarrollo hacia la salud.

Recientemente, la Asociación Americana de Enfermeras (ANA) le ha dado la bienvenida a Joyce J. Fitzpatrick, como nueva presidenta de la Junta de Fideicomisarios de la American Nurses Foundation (ANF).

El 18 de enero de 2019 en Ginebra, Suiza, la Junta Directiva de la Fundación Internacional Florence Nightingale (FNIF) ha seleccionado a la Dra. Joyce J. Fitzpatrick para concederle el Premio del CIE por Realizaciones Internacionales, se ha decidido reconocer por unanimidad la contribución internacional de la Dra. Joyce J. Fitzpatrick al avance de la formación de enfermería mediante investigación, modelos conceptuales innovadores y desarrollo de teorías.

Bibliografía:
Joyce J. Fitzpatrick. Diccionario Mosby Medicina, Enfermería yCiencias de la Salud, Ediciones Hancourt, S.A. 1999.

Fry, Vera. *En 1953 fue la primera autora en emplear el concepto diagnóstico enfermero para identificar los problemas detectados en cinco áreas relacionadas con la salud del paciente: tratamiento y medicación, higiene personal, necesidades ambientales, guía y enseñanza, y necesidades humanas o personales, indica la posibilidad de formular un diagnóstico enfermero tras la observación de éstas cinco áreas del paciente. A partir de entonces, la controversia ha estado servida, pues la posibilidad de que las enfermeras diagnosticaran no fue bien vista entre los profesionales sanitarios e incluso entre el propio colectivo enfermero.*

Gordon, Marjory. *Fue una profesora y teórica estadounidense que creó una técnica de valoración para enfermería conocida como los patrones funcionales de Gordon. Esta guía servía para ayudar a los enfermeros a hacer un reconocimiento completo de sus pacientes de forma más completa.*

Gordon fue la primera presidenta de la NANDA (North American Nursing Diagnosis Association), una asociación cuya principal misión era estandarizar el diagnóstico en el campo de la enfermería. También formó parte de la Academia Americana de Enfermería y recibió el título de "leyenda viviente" por parte de la misma asociación en 2009.

Además de esto, Marjory Gordon también fue profesora emérita en el Boston College, donde impartía clases de enfermería. En esa misma universidad fue donde obtuvo su doctorado, tras haberse graduado en la Universidad de Nueva York.

<u>*Patrones funcionales*</u>*: Marjory Gordon fue especialmente conocida por crear el modelo diagnóstico para enfermería conocido como patrones funcionales. Consiste en una lista de actividades y comportamientos que contribuyen a la salud y la calidad de vida de las personas.*

Para examinar a los pacientes se usan tanto preguntas y cuestionarios como datos objetivos, extraídos de la observación por parte del enfermero o la enfermera.

Marjory Gordon distinguió once patrones funcionales de conducta en sus trabajos. La lista completa es la siguiente:
– Percepción de la salud. – Nutrición y metabolismo. – Eliminación. – Actividad y ejercicio. – Sueño y descanso. – Cognición y percepción. – Autopercepción y auto-concepto. – Rol y relaciones. – Sexualidad y reproducción. – Tolerancia al estrés. – Valores y creencias.

Percepción de la salud: Este primer patrón busca determinar con unas pocas preguntas el grado de preocupación de la salud por parte del paciente, además de investigar sobre sus hábitos y su nivel actual de bienestar.

Las preguntas tratan de indagar sobre la salud general del paciente, como por ejemplo, las veces que ha estado enfermo durante los últimos años. Además, se busca investigar sobre los posibles hábitos nocivos y beneficiosos de la persona, como el uso de alcohol o tabaco, la comida basura, el nivel de ejercicio habitual y otros datos.

Para comprobar también el grado de autoconsciencia que tiene el paciente sobre sus propios hábitos de salud, se le suele preguntar sobre por qué cree que se le ha producido su enfermedad actual, sobre si ha tratado de hacer algo para mejorar su salud o sobre si suele seguir las recomendaciones de su médico.

Nutrición y metabolismo: Este patrón se centra en examinar la cantidad de nutrientes y calorías que el paciente ingiere y su relación con las cantidades diarias que necesita. Por ello, algunas preguntas típicas son lo que come y bebe en un día, si ha perdido o ganado peso recientemente o si sigue alguna dieta específica.

También podría preguntársele sobre el uso de suplementos o vitaminas, o sobre si ha tenido algún problema con el apetito recientemente.

Eliminación: El tercer patrón investiga el correcto funcionamiento del aparato excretor del cuerpo, es decir, de la orina, el sudor y las funciones del intestino. Gracias al uso de este patrón el enfermero puede descubrir la calidad, la cantidad y la regularidad de las deposiciones del paciente.

De nuevo, la mayoría de las preguntas de este patrón se centran en la historia del paciente. Algunas de las preguntas pueden ser: "¿ha tenido alguna vez problemas intestinales o de orina?" o "¿ha notado algún cambio importante en los últimos tiempos?".

Si fuera necesario, el enfermero también podría pedirle muestras de orina o de heces para realizar un diagnóstico más completo.

Actividad y ejercicio: Este patrón se centra en investigar el nivel de actividad física del paciente, tanto en el ejercicio que hace conscientemente como durante sus tareas diarias. También trata de saber más sobre la energía que tiene el sujeto para realizar sus actividades cotidianas.

Sueño y descanso: El quinto patrón se centra en estudiar los patrones de sueño y descanso del paciente. ¿Tiene suficiente energía después de levantarse? ¿Suele tener problemas para dormir, o se despierta excesivamente pronto? ¿Duerme las horas necesarias?

Si fuera necesario, el paciente podría someterse a algún estudio del sueño en directo para detectar problemas como la apnea.

Cognición y percepción: Este patrón trata de identificar la habilidad del paciente para percibir elementos de su entorno mediante los cinco sentidos, además de su capacidad para poder tomar decisiones, seguir instrucciones, pensar lógicamente y usar la memoria.

Algunas de las dificultades más habituales asociadas con este patrón son los problemas perceptivos (como la miopía o la sordera) o las dificultades para razonar y usar la información disponible.

Autopercepción y autoconcepto: El autoconcepto y la autopercepción tienen que ver con la forma en la que nos vemos a nosotros mismos. ¿Crees en ti mismo? ¿Cómo te describirías? ¿Cómo te sientes con tu propio cuerpo, con tu forma de ser o con tus emociones? ¿Te sientes en control de tu propia vida? O por el contrario, ¿piensas que eres un esclavo de las circunstancias?

Rol y relaciones: Las relaciones interpersonales son una de las partes más importantes de la vida de las personas. Este patrón sirve para investigar sobre las relaciones del paciente con las personas de su entorno; por ejemplo, ¿cómo se lleva con su familia?, ¿se siente solo a menudo?, ¿cómo se relaciona con las personas de su entorno de trabajo o de estudio?

Si los familiares o amigos están presentes, el enfermero podría también observar las relaciones entre ellos para adquirir datos objetivos.

Sexualidad y reproducción: Este patrón solo debe utilizarse si es apropiado para la edad y situación concretas del paciente.

Si el enfermero cree que es necesario saber más sobre el tema, podría hacer las siguientes preguntas como: ¿Tiene relaciones sexuales habitualmente? ¿Está satisfecho con ellas? O por el contrario, ¿experimenta alguna clase de problema? ¿Usa normalmente algún tipo de anticonceptivo?

Tolerancia al estrés: Este patrón se encarga de estudiar los niveles de estrés de los pacientes, examinando tanto su forma de enfrentarse a las situaciones vitales complicadas como las situaciones difíciles que ha tenido que vivir en los últimos tiempos.

Algunas de las preguntas más utilizadas son: ¿cómo te enfrentas al estrés?, ¿has vivido alguna crisis o cambio importante en el último año?

Valores y creencias: ¿El paciente consigue lo que se propone en la vida? ¿Tiene planes importantes para el futuro? ¿Tiene alguna creencia que le ayude a sobrellevar las situaciones complicadas?

Este patrón se encarga de estudiar la manera en la que el paciente se enfrenta a la vida y se relaciona con el mundo y consigo mismo.

Referencias:

1. "Marjory Gordon" en: Wikipedia. Recuperado en: 9 Marzo 2019 de Wikipedia: en.wikipedia.org.

2. "Gordon's Functional Health Patterns" en: Wikipedia. Recuperado en: 9 Marzo 2019 de la Wikipedia: en.wikipedia.org.

3. "Patrones funcionales de Marjory Gordon" en: MindMeister. Recuperado en: 9 Marzo 2019 de MindMeister: mindmeister.com.

4. "Tipología de los Patrones Funcionales" en: Observatorio de la Metodología de Enfermería. Recuperado en: 9 Marzo 2019 de Observatorio de la Metodología de Enfermería: ome.es.

5. "Functional Health Patterns" en: Nursing Theories. Recuperado en: 9 Marzo 2019 de Nursing Theories: currentnursing.com.

Hall, Lydia. (1906 – 1969) *Nació el 21 de septiembre de 1906 en Nueva York, Estados Unidos, con el nombre de Lydia Eloise Williams, en honor a su abuela materna. Fue la primera hija de Louis Williams, médico de práctica general y de su madre, Anna Ketterman Williams. Años después, Hall tuvo un hermano de nombre Henry Williams.*
Su familia se trasladó de Nueva York a la ciudad de York, Pensilvania, por el trabajo de su padre. Hall se graduó en la Escuela de Enfermería del Hospital York en 1927, obteniendo un diploma en enfermería.
Aun así, sintió la necesidad de volver a retomar sus estudios, por lo que ingresó a la Universidad de Columbia, en Nueva York, obteniendo su licenciatura en enfermería de salud pública en el año 1932.
Despues de varios años en la práctica clínica, decidió continuar sus estudios realizando un máster en la enseñanza de ciencias de la vida natural en la Universidad de Columbia en 1942. Años más tarde, realizó un doctorado en el cual cumplió todos sus requisitos académicos excepto la tesis.
Fue una estadounidense destacada en la enfermería de rehabilitación, en la salud preventiva y en la salud pública. Desarrolló la teoría conocida como "cuidado, núcleo y cura", en la década de los años 60.
Su teoría ha sido tomada como ejemplo para muchos estudiantes de enfermería con el enfoque del pensamiento crítico y el completo conocimiento médico para tratar a aquellos pacientes con enfermedades crónicas.
En 1945, se casó con el inglés Reginald A. Hall. La enfermera adoptó su apellido, por el cual se hizo conocida en años posteriores.
Durante sus primeros años como enfermera, se enfocó en la salud

preventiva. Esto ocurrió en el Instituto para la Extensión de la Vida de la Compañía de Seguros Metropolitana de Nueva York. Además, tuvo la oportunidad de trabajar para la Asociación del Corazón de 1935 a 1940.

Un año después, se convirtió en la enfermera del personal de la Asociación de Enfermeras Visitantes de Nueva York durante siete años, además, logró defender a la comunidad del lugar en el ámbito de la salud pública.

Luego, en 1950, pasó a ser profesora del Teacher's College, en donde logró enseñar técnicas para ser asesores médicos a las estudiantes de enfermería. También fue una analista dedicada a la investigación en el ámbito de las enfermedades cardiovasculares.

Más tarde, Hall se motivó a trabajar en la investigación en el campo de la rehabilitación de pacientes crónicamente enfermos. Su interés la llevó a desarrollar su teoría de "cuidado, núcleo y cura", por la que pasó a ser reconocida internacionalmente.

Hall siempre estuvo interesada en la recuperación y el bienestar de sus pacientes en su papel de enfermera profesional. Por esto, se involucró en el Centro Loeb para Enfermería y Rehabilitación del Centro Médico Montefiore (CMM), en el Bronx, Nueva York.

En 1957, se decidió ampliar los servicios del centro y el CMM se asoció con un hospital para construir una nueva instalación. El director del centro, Martin Cherkasky, contactó a Hall para que dirigiese la empresa. Trabajó allí desde 1957 a 1962, encargándose de la administración del lugar.

Hall trabajó como directora general del Centro Loeb para el área de enfermería y, más concretamente, en la enfermería clínica, educación en enfermería e investigación. El centro se convirtió en un modelo a seguir para otras instituciones de Estados Unidos y Canadá, las cuales siguieron de cerca su trayectoria.

Su Teoría enfermera: Lydia Hall estableció los tres círculos independientes pero interconectados entre sí a modo de esquema. Los círculos constan de: el cuidado, el núcleo y la cura. Cada uno puede crecer o no dependiendo de cada caso y cada paciente.

Para el círculo del cuidado, Hall manifiesta que el enfoque de las enfermeras está en el papel de la nutrición del paciente. Nutrir significa alimentarlo, que se sienta cómodo y proporcionarle actividades de aprendizaje.

Este círculo define la función principal que deben cumplir las enfermeras; ayudar al paciente a realizar sus funciones biológicas básicas. Practicar todas esas actividades desarrolla la empatía entre enfermera y paciente, lo cual es primordial, según Hall.

Para Hall, el núcleo es el mismo paciente que recibe cuidados personalizados de enfermería. El paciente como núcleo debe tener metas establecidas por él mismo y no por nadie más y comportarse de acuerdo a sus valores.

En este sentido, la atención del paciente se basa en las relaciones sociales, emocionales, espirituales e intelectuales que lleva a cabo con la familia, la institución y la comunidad.

Estas técnicas de Hall son capaces de ayudar al paciente a expresar sus sentimientos con respecto al proceso de la enfermedad mediante el uso de un método reflexivo. A través de esta reflexión, el paciente puede mejorar su identidad propia.

El circulo de cura, Esta parte de la teoría de Hall se refiere a la administración de los medicamentos y tratamiento por parte de la enfermera al paciente. Hall enfatiza que este círculo de curación debe ser compartido con otras enfermeras u otros profesionales de la salud, bien sean médicos o fisioterapeutas.

Durante este aspecto de atención, la enfermera debe ser una fiel defensora del paciente; debe defender el plan de cuidado que mejor se adecue a la persona que cuida.

En definitiva, en la fase de atención, la enfermera debe concentrarse en ayudar al paciente en sus actividades cotidianas. En la fase de curación, a través de un conocimiento médico, la enfermera aborda las necesidades sociales y de comunicación del paciente.

Lydia Hall ha sido autora de 21 publicaciones, además de realizar una gran cantidad de artículos relacionados a los planteamientos de su teoría. En el año 1967, recibió el Premio de la Academia de Ex alumnos de Enfermería de la Facultad de Maestría.

Muchos especialistas de la enfermería moderna piensan que Hall no pudo terminar de desarrollar la teoría en su totalidad, pues murió antes de finalizarla. Su teoría carece de aplicaciones en otros aspectos de importancia, como por ejemplo la pediatría.

Aun así, su teoría ha sido única: los conceptos que aplicó (cuidado, núcleo y cura) están presentes en la enfermería de hoy en día. El foco o el rol de la enfermera se centra más en el círculo del cuidado de la teoría de Hall.

El 27 de febrero de 1969, Lydia Hall murió en el Hospital Queens de Nueva York, pero no hay referencias que corroboren la causa de su muerte. Más tarde, en 1984, fue incluida en el Salón de la Fama de la Asociación Estadounidense de Enfermeras.

Henderson, Virginia. *(1897 – 1996) Nace en 1897 en Kansas City, ciudad del estado de Missouri, Estados Unidos un 19 de Marzo de 1897.*

A la edad de los 21 años, inicia sus estudios de enfermería en Washington D.C. (en la escuela del ejército); su máxima motivación para seguir este camino fue la Primera Guerra Mundial, ya que asistió a varios de sus compatriotas durante ese período.

Despues de tres años (1921), al graduarse, Virginia Henderson consigue primer trabajo como enfermera en el Henry Street Settlement, una agencia de servicios sociales sin fines de lucro, ubicada en Manhattan, Nueva York. Un año más tarde, Virginia Henderson comenzaría su carrera como docente (1922).

A partir de allí, comenzaría su larga formación a través de los años:
- *1926: Ingresa al Teachers College (Universidad de Columbia).*
- *1929: Ejerce el cargo de Supervisora Pedagógica en el Strong Memorial Hospital (Rochester, Nueva York).*
- *1930: Regresa a Teachers College y dicta unos cursos sobre prácticas clínicas y técnicas de análisis de enfermería.*
- *1932: Obtiene el título de Licenciada en Teachers College.*

- *1934: Obtiene el título de Magíster en Arte en Teachers College.*
- *1948-1953: Realiza la revisión de la quinta edición del libro de Berta Harmer "Textbook of principles and practice of nursing", publicado en 1939.*
- *1955: Publica la sexta edición del libro "Textbook of principles and practice of nursing".*
- *1959: Dirige el proyecto Nursing Studies Index.*
- *1966: Publica "The Nature of Nursing".*
- *1980: Ya retirada, permanece asociada a la investigación en la Universidad de Yale.*
- *1983: Recibe el premio Mary Tolles Wright Founders.*
- *1978: Publica la sexta edición de "The principles of Nursing".*
- *1988: Recibe una mención de honor por sus aportes a la enfermería de parte de la A.N.A. (American Nurses Association).*

Fue una estadounidense que pasó su vida dedicada a la práctica e investigación de la enfermería. Desde 1950, su total dedicación a la misma dio origen a teorías y fundamentos que se aplican hasta la fecha.

En sus trabajos, Virginia Henderson redefine la enfermería en términos funcionales, incorporando los principios fisiológicos y psicopatológicos. También consideró que esta cambiaría según la época; es decir, su definición no sería definitiva.

El estudio teórico de la enfermería en sí, tiene sus orígenes a partir del libro "Notas de Enfermería" de la italiana Florence Nightingale en 1852. Anterior a esta obra, la enfermería era considerada como una actividad basada en la práctica y el conocimiento común.

Virginia Henderson afirmaba que la enfermería era un servicio disponible las veinticuatro horas del día, los siete días de la semana. Esto tiene bastante sentido en la actualidad, pues, el personal de enfermería siempre permanece al lado del paciente para lo que necesite.

El enfoque de Henderson ha sido de gran utilidad para explicar la importancia de independencia de la rama de enfermería respecto a otras áreas de sanidad.

Las <u>necesidades de Virginia Henderson</u> son una teoría o modelo que define el enfoque de la práctica de la enfermería. Busca aumentar la independencia del paciente en su recuperación para acelerar su mejoría durante su estancia en el hospital.

El modelo de Virginia Henderson hace énfasis en las necesidades humanas básicas como foco central de la práctica de la enfermería.

Ha llevado a desarrollar muchos otros modelos en los que se enseña a las enfermeras a asistir a los pacientes desde el punto de vista de sus necesidades.

Según Henderson, en un inicio una enfermera debe actuar por el paciente solo cuando éste no tenga los conocimientos, fuerza física, voluntad o capacidad para hacer las cosas por sí solo o para llevar correctamente el tratamiento.

La idea es asistir o contribuir a la mejoría del paciente hasta que él mismo pueda atenderse por sí solo. También incluye la asistencia a una persona enferma ayudando a llevarlo a una muerte tranquila y pacífica.

A continuación se explican sus 14 necesidades:

<u>1- Respirar con normalidad</u>

El intercambio gaseoso del cuerpo es esencial para la salud del paciente y para la vida misma.

La enfermera debe familiarizarse con la función respiratoria de la persona y saber identificar los posibles inconvenientes de este proceso.

Esto incluye ayudar con las posturas correctas del cuerpo, estar atento a ruidos extraños durante la respiración y estar pendiente de las secreciones nasales y mucosidades.

También debe vigilar la frecuencia y el ritmo respiratorio, chequear que las vías no estén obstruidas, observar la temperatura y la circulación del aire de la habitación, entre otros aspectos.

<u>2- Comer y beber adecuadamente</u>

Todo organismo requiere de fluidos y nutrientes para la supervivencia. La enfermera debe estar en conocimiento del tipo de dieta e hidratación, según los requerimientos nutricionales del paciente y del tratamiento mandado por el médico.

Se debe tomar en cuenta el apetito y el ánimo, los horarios y cantidades, la edad y el peso, creencias religiosas y culturales, capacidades de masticar y deglutir, entre otros.

3- Eliminación normal de desechos corporales

Parte de un correcto funcionamiento del organismo es la normal eliminación de las heces, orina, sudor, flema y menstruación.

Se debe conocer muy bien el nivel de control y efectividad del paciente con respecto a sus funciones excretoras. Este punto incluye la especial atención a la higiene de las partes íntimas.

4- Movilidad y posturas adecuadas

Un paciente se sentirá más o menos independiente en la medida en que pueda moverse por sí solo para realizar sus actividades del día a día.

La enfermera debe ayudar a la mecánica corporal de la persona y motivarlo a realizar actividad física, ejercicios y deporte.

Al motivarlo debe tomar en cuenta las diferentes limitaciones dadas por la enfermedad particular, el tratamiento, la terapia o las deformidades del cuerpo.

5- Dormir y descansar

El descanso es muy importante para la pronta recuperación de la persona. Todo organismo recobra fuerzas físicas y mentales mientras duerme.

El reposo tranquilo e ininterrumpido del paciente debe ser una prioridad, sobre todo en las noches.

Se debe conocer los hábitos de descanso y también las dificultades para conciliar el sueño, como sensibilidades a los ruidos, a la iluminación, a la temperatura, entre otros.

6- Vestirse y desvestirse con normalidad

Poder seleccionar y usar la ropa que se desea también influye en el sentido de independencia de un paciente.

La vestimenta representa la identidad y personalidad, pero también protege contra los elementos y cuida la intimidad individual.

7- Mantener la temperatura del cuerpo en los rangos normales

La temperatura normal del cuerpo está entre los 36,5 y 37 °C. La enfermera debe ser muy consciente de los factores que influyen en que el paciente tenga frío o calor.

La termorregulación del organismo siempre va acompañada de los cambios de ropa, el uso de sábanas y mantas, la apertura de ventanas y puertas, beber agua, el uso de ventiladores o aires acondicionados y hasta el darse una ducha.

8- Mantener una buena higiene corporal

La manera como se vea, sienta y huela el cuerpo del paciente son signos externos de su higiene.

Este factor no solo es una manifestación fisiológica; en la enfermería también es considerado un factor con mucho valor psicológico.

Al bañar a una persona, la enfermera debe considerar la frecuencia de la limpieza del cuerpo, los medios y utensilios que se utilicen, el nivel de movilidad e independencia del paciente, entre otros factores.

9.- Evitar los peligros en el entorno y evitar poner en peligro a otros

Es importante que se conozca y evalúe muy bien si el paciente puede dejarse solo por mucho tiempo, con la suficiente confianza de que no vaya a lastimarse al moverse o al intentar realizar actividades, ni tampoco comprometer la seguridad de los demás.

10- Comunicar emociones, necesidades, temores y opiniones

La enfermera debe ser capaz de promover y motivar la comunicación sana y adecuada del paciente, para ayudar a su equilibrio emocional.

Es importante que la persona se mantenga en interacción social con los demás para garantizar también la salud mental.

11- Actuar o reaccionar de acuerdo con las propias creencias

Se deben respetar los valores y creencias particulares del paciente. Con base a estos, tomará sus propias decisiones y ejercerá ciertas acciones o pensamientos.

La cultura y religión forman parte de la identidad de la persona. Este factor casi siempre influye en la actitud frente a la muerte.

12- Desarrollarse de manera que exista un sentido de logro

Es importante que la enfermera promueva en el paciente el alcance de metas y logros con su propio esfuerzo.

Cuando un paciente se siente productivo y útil tendrá un sentido de realización personal que le influirá en su autoestima y salud mental.
<u>13- Participar en actividades recreativas o juegos</u>
La salud del cuerpo y de la mente también se logra con actividades que entretengan al paciente.
La enfermera debe conocer los gustos e intereses de la persona y motivarlo a que participe en actividades que sean motivadoras.
<u>14- Aprender, descubrir o satisfacer la curiosidad personal</u>
Este punto es similar al anterior, pero se basa en el sentido de la productividad mental de aquella persona al momento de adquirir conocimientos nuevos.
Mantener al paciente desarrollando aquellas habilidades, destrezas y conocimientos es favorable para la salud.
En el caso de pacientes menores, como niños o jóvenes, es importante que mantengan activos sus estudios académicos en la medida de lo posible.
Virginia Henderson fallece el 30 de Noviembre del año 1996 a la edad de 99 años.

Bibliografía:
1. Alice Petiprin. Need Theory. Nursing Theory Web. Recupeprado de nursing-theory.org
2. Gonzalo, A (2011). Virginia Henderson – The Principles and Practice of Nursing. Theoretical Foundations of Nursing. Recuperado de nursingtheories.weebly.com
3. College of Allied Medicine (2008). Definition of Nursing and the "14 Components of Nursing Care". COAM – Theoretical Foundations of Nursing. Recuperado de slsu-coam.blogspot.com
4. Matt Vera (2014). Virginia Henderson's Nursing Need Theory. Nurse Labs. Recuperado de nurseslabs.com
5. Eduardo Hernandez Rangel. Necesidades Basicas de Virginia Henderson. Scribd. Recuperado de

es.scribd.com
6. Atempus (2013). Necesidades Básicas de Virginia Henderson. Observatorio de Metodología de Enfermería.
7. Flores Reyes A. (Coord.) Notas sobre las 14 necesidades de Virginia Henderson. Huelva: Molina Moreno Editores, 2018.

Hawkins, Mary Louise. (1921 - 2007) *Mary Louise había nacido el 24 de mayo de 1921 en Denver. Era la tercera hija de Thomas Martin y Mary Frances Hawkins. La suya tenía que ser la vida normal de cualquier joven nacida en aquellas primeras décadas del siglo XX pero el estallido de la Segunda Guerra Mundial y la entrada de su país natal en el conflicto cambiarían su vida para siempre.*
Poco después de graduarse en enfermería en la Highland School of Nursing, en el 1942, Hawkins se incorporó a uno de los cuerpos sanitarios del ejército norteamericano, el Air Evacuation Flight Nurse donde llegó a ascender al rango de teniente. Durante más de un año estuvo sobrevolando el Pacífico trasladando soldados heridos mientras ella misma se jugaba la vida.
Una de las hazañas que la elevó a heroína de la guerra fue durante un aterrizaje de emergencia en la isla de Belladona en septiembre de 1944. El C-47 en el que viajaba Hawkins, había salido de Guadalcanal con veinticuatro heridos a bordo pero tuvo que tomar tierra en aquella isla del Pacífico donde se toparon con el enemigo. En el aterrizaje, un soldado fue gravemente herido en la tráquea por un trozo de fuselaje y Hawkins consiguió mantenerlo con vida durante un agónico día hasta que las fuerzas norteamericanas consiguieron rescatarlos.
Hawkins fue condecorada con la Medalla del Aire y la Cruz de Vuelo por su valioso papel en el frente del Pacífico. Terminada la guerra, Hawkins continuó ejerciendo su labor de enfermera en los Estados Unidos y otros lugares del mundo. En 1959 se encontraba

en Arabia Saudí, donde conocería a su futuro marido, William Michael, con el que tendría una hija.
Hawkins falleció el 9 de julio de 2007 a los 86 años de edad.

Johnson, Dorothy E. (1919 - 1988) *Nació el 21 de Agosto de 1919 en Savannah (Georgia). Realizo un curso de preparación en Enfermería en el Armstrong Junior College de Savannah, en Georgia. Se Licenció en Enfermería en 1942 en la Vanderbilt University en Nashville (Tennessee) y obtuvo su Máster en salud pública en Harvard University en Boston (1948).*
Su trayectoria profesional se relaciona con la Enfermería pediátrica y con la enseñanza. Trabajó ya, como Enfermera en el Chatoham-Savannah Health Council de 1943 a 1944. Había sido instructora y profesora ayudante de Enfermería Pediátrica en la Vanderbilt University School of Nursing. Y obtuvo su Jubilación en el año 1978, después se trasladó a Florida donde trabajo como profesora de Enfermería Pediátrica, profesora asociada de Enfermería y profesora de Enfermería en la Universidad de California en Los Ángeles.
En 1955 y 1956 Jonhson ejerció de consejera en Enfermería Pediátrica en la Christian Medical College School of Nursing de Vellore, al sur de la India. Dorothy dirigió el comité de la California Nurses asociación, entre (1965-1967) y desarrolló un documento sobre las especificaciones para la especialista clínica. Publico cuatro libros, más de 30 artículos en publicaciones periódicas y numerosos documentos, informes actas y monografías.
Sus estudiantes de Enfermería en 1975 le otorgaron un premio, también en 1977 obtuvo un premio de Lulu Hassenplug por la distinción en todos sus logros que recibió de la California Nurses Association y obtuvo un premio por la Vanderbilt University School of Nursing por su excelencia en la Enfermería en 1981. Murió en Febrero de 1999 a la edad de 80 años. Se sentía satisfecha con su modelo de sistema conductual.
Para el desarrollo de la Teoría, Johnson tuvo mucha influencia en el libro de Florence Nightingale llamado "Notes on Nursing". Inicio su

modelo con la premisa de que la Enfermería era una profesión que hacía una contribución característica al bienestar de la sociedad. Su tarea fue aclarar la misión social de la Enfermería desde la perspectiva de una visión teóricamente sólida de la persona a la que servimos. Aceptó que la creencia de Nightingale de que el primer problema de la Enfermería es con la relación entre la persona que está enferma y con su entorno, no con la enfermedad. Para sus estudios también tuvo en cuenta los trabajos científicos de Psicología, Sociología y Etnología. Utiliza conceptos de Talcott Parsons que hacen hincapié en un enfoque estructural - funcional. Se basó en la teoría de sistemas y utilizó los conceptos de Rapoport, Chin, von Bertalanffy y Buckley. Escribió que La Enfermería contribuye a facilitar un funcionamiento conductual eficaz en el paciente en el andes, durante y después de la Enfermedad. Utilizo conceptos procedentes de otras disciplinas como: el aprendizaje social, la motivación, la estimulación sensorial, la adaptación, la modificación conductual, el proceso de cambio, la tensión y el estrés para hacer un enfoque más amplio al desarrollo de su teoría.

Tuvo muy en cuenta lo que mencionó Florence "La lógica, lo semántica y la epistemología son la base de las disciplinas".

La manera en que inicia, es cuando Dorothy usa el pensamiento de sistemas, centrándose en la función y la conducta del todo, en la comprensión y en la explicación del sistema conductual. Johnson utilizó el concepto general de sistemas para concentrar un grupo de constructos teóricos y así obtener un medio para explicar, identificar y describir la misión de la Enfermería. Se dio cuenta de que Leitch y Escolona coincidían en que la tensión origina cambios conductuales y que la manifestación de la tensión por parte de un individuo depende tanto de factores externos como internos, también tiene en cuenta el trabajo de Selye, Grinker, Simmons y Wolff para sustentar la idea de que los patrones conductuales específicos son reacciones a los elementos estresantes biológicos, psicológicos y sociales respectivamente.

En su "Conceptual Models for Nursing Practice" describió siete subsistemas que integran el sistema conductual: Para demostrar el *subsistema afiliativo, utilizo el trabajo de Ainsworth y Robson. Para La conducta de dependencia la describieron: Heathers, Gerwitz y Rosenthal, Los sistemas de respuesta de ingestión y eliminación los describieron Walike, Mead y el subsistema sexual lo explican: Kagan y Resnik. El subsistema <u>agresivo protector</u> lo describieron Lorenz y Feshbach y el subsistema de <u>Realización</u> lo apoyan los trabajos de Atkinson, Feather y Crandell.*

El sistema conductual intenta conseguir un equilibrio adaptándose a los estímulos internos y ambientales, y está formado por "todos los modos de la conducta pautados, repetitivos y determinados que caracterizan la vida de cada persona.

Este sistema es activo y no pasivo. La enfermera esta fuera del sistema conductual, pero interacciona con este.

Johnson abordo la tarea de perfilar la misión de la enfermería desde la perspectiva histórica, analítica y empírica. El razonamiento deductivo e inductivo se evidencia a través del proceso de desarrollo de la teoría del sistema conductual de Johnson, por tanto, la comprensión debe ir del todo a sus partes, Johnson identifico primero el sistema conductual y luego explico las propiedades y la conducta del sistema, luego explico las propiedades y la conducta de los subsistemas como parte o función del sistema. El análisis nos dio una descripción y conocimientos, mientras que el pensamiento nos dio una explicación y la comprensión.

Johnson planteo un reto a los investigadores para completar su trabajo ya que estaba incompleta, pensaba que las instrucciones ofrecidas por el modelo para desarrollar un plan de estudios eran claras, también identifico un sueño para el crecimiento de la enfermería como una disciplina científica.

Sería útil desarrollar instrumentos de valoración de la familia y la comunidad basados en la teoría de Johnson.

La teoría podría elaborarse basándose en el modelo de reconocimiento de los trastornos conductuales en esas áreas.

Existen una serie de planteamientos generales para mejorar la salud como una nutrición adecuada, beber agua potable y hacer ejercicio, que pueden explicarse para prevenir algunos trastornos. Una investigación más detallada podría identificar acciones enfermeras que facilitarían el funcionamiento adecuado del sistema para prevenir la enfermedad y mantener la salud. Las enfermeras deben aprender a identificar los indicios previos a un desequilibrio y responder con intervenciones preventivas.

El futuro desarrollo de la teoría del sistema conductual de Johnson debe incorporar avances en la teoría del campo de sistemas. Falleció un 4 de febrero de 1988 a los 68 años de edad.

Bibliografía:
Marriner Tomey A, Raile Alligood M. Modelos y Teorías en Enfermería. In. España: Elsevier Mosby; 2013. p. 816.

Johnson-Brown, Hazel Winifred. (1927 – 2011) *nace un 10 de octubre de 1927 en West Chester, Pennsylvania. Cuando tenía doce años, se inspiró para convertirse en enfermera por una enfermera local de salud pública blanca. Su solicitud a la Escuela de Enfermería de West Chester fue rechazada porque era negra. Se mudó a la ciudad de Nueva York y se inscribió en la Escuela de Enfermería del Hospital Harlem en 1947.*

Fue una gran enfermera y educadora que prestó servicios en el Ejército de los Estados Unidos desde el 1955 a 1983. Sirvió en hospitales militares en Japón al comienzo de su carrera. Durante la guerra de Vietnam, entrenó a enfermeras quirúrgicas que se preparaban para desplegarse en el sudeste asiático. En la década de 1970, Johnson-Brown se desempeñó como directora del Instituto de Enfermería Walter Reed Army. Fue Vicedecana de la Escuela de Enfermería de la Universidad de Maryland desde 1976 hasta 1978.

En 1979, se convirtió en la primera mujer negra general en el Ejército de los Estados Unidos y la primera mujer jefe negra del Cuerpo de Enfermeras del Ejército de los Estados Unidos. También fue la Directora del Instituto de Enfermería Walter Reed Army.

En 1983, Hazel se retiró del servicio y comenzó a trabajar como directora de la división de asuntos gubernamentales de la American Nursing Association. En el 1986 se convirtió en una profesora de

enfermería en la Universidad George Mason.
Falleció a los 83 años de edad, en Wilmington, Delaware, el 5 de agosto de 2011, mientras se dirigía al hospital. Fue enterrada en el cementerio nacional de Arlington.

King, Imogene. (1923-2007) *nació en West Point, Iowa el 30 de Enero del año 1923. Enfermera norteamericana y teórica de la enfermería. Comparte con Martha Rogers y consolida la idea que el centro de la enfermería es la interacción entre los seres humanos con el entorno al que pertenecen, hecho que conlleva que todos los individuos tengan un estado de salud dado y que funciona en relación al Rol social propio.*
En 1945 se graduó como enfermera en el hospital de enfermería de St. Louis. También realizó un master y un doctorado, en 1948 y 1957, el BS de educación en enfermería y el MS en enfermería en la St. Louis University.
En 1961, se doctoró en educación en la Universidad de Columbia en Nueva York. Durante la década de los sesenta comenzó su carrera docente. A lo largo de su carrera profesional ha ocupado diferentes puestos: docencia, coordinadora y enfermera. Comenzó a elaborar su teoría mientras era profesora asociada en la Universidad de Loyola. Utilizó un marco conceptual, para desarrollar un programa de Master en Enfermería.
Publicó varios libros que sintetizan su teoría. En 1971, publicó "Toward a Theory for Nursing: General concepts of Human Behavior" (hacia una teoría de enfermería: conceptos generales de la conducta humana), donde postuló más que una teoría un marco conceptual para ella. Más tarde, en 1981, perfeccionó y publicó sus ideas en "A Theory for Nursisng: Sistems, Concepts and Process" (una teoría para enfermería: sistemas, conceptos y procesos). Propone un marco conceptual de sistemas abiertos como base para su teoría y muchísimos artículos relacionados con su teoría. Para ello unió los conceptos esenciales para la comprensión de la enfermería. Su visión del proceso de enfermería, hace especial firmeza en los procesos

interpersonales. Basa su modelo en la teoría general de sistemas, las ciencias de la conducta y el razonamiento inductivo y deductivo. Se jubiló en 1990,pero siguió con su teoría y sus demás cargos, y seguía ofreciendo servicios a la comunidad para planificar cuidados mediante su sistema conceptual y de su teoría en varias organizaciones sanitarias, fue miembro de muchas asociaciones de enfermería como lo son; American Nurses Association (ANA), Florida Nurses Association (FNA) en esta también fue presidenta y muchas más asociaciones.
Fallece el 24 de Diciembre del año 2007 en St. Petersburg, Florida.
Bibliografía:
Báez Hernández, J F, Nava Navarro V, Ramos Cedeño l, Medina López OM. El significado de cuidado en la práctica profesional de enfermería. Aquichan. 2009 agosto; 9(2).

Leininger, Madeleine. (1925 - 2012) *Nació en Sutton, Nebraska un 13 de julio de 1925, fue una teórica de enfermería, profesora de enfermería y la inspiradora del concepto de enfermería transcultural, inició su carrera profesional después de diplomarse en la escuela de Enfermería de St. Anthony, en Denver. En 1950, obtuvo el título de Ciencias Básicas en Biología, (Kansas) y realizó estudios complementarios de Filosofía y Humanismo.*
Para 1954, se graduó en Ciencias de Enfermería Psiquiátrica, por la Universidad Católica de América en Washington D.C. En 1955 durante su ejercicio profesional, en el área de Psiquiatría Infantil observó que el personal sanitario no conocía suficientemente los factores culturales que influían para su asistencia; a partir de esta experiencia nace la inquietud de construir un modelo que considere una visión transcultural del cuidado para el individuo, idea que comparte con Margarett Mead (Antropóloga).
Publicó en 1961 sus contribuciones a la teoría de enfermería que implican la discusión de lo que es cuidar. Durante los años sesenta, aplicó e impulso el empleo de métodos cualitativos de investigación; coordinó el primer curso sobre Enfermería Transcultural en la

Universidad de Colorado; fundó el Committee on Nursing and Anthropology y dirigió los programas de Doctorado en ésta misma área.

Sobre 1974 en la Universidad de UTAH, en Salt Lake City, fue pionera del programa de máster y doctorado; fundó la Sociedad Nacional de Enfermería Transcultural y posteriormente en 1989, el Journal of Transcultural Nursing del que fue editora.

Los principales conceptos de la teoría de Leininger son: Cuidado, atención, cultura, valores culturales y diferencias culturales; especificó que la atención era el tema central del cuidado, el conocimiento y la práctica Enfermera, puesto que la atención incluye los actos para ayudar y dar soporte o facilidades a los individuos o grupos con necesidades evidentes o previsibles, también sirve para mejorar las condiciones humanas y los modos de vida.

La Dra. Leininger ocupó cargos académicos en la Universidad de Cincinnati y la Universidad de Colorado, seguido por el servicio como decana de la escuela de enfermería, tanto en la Universidad de Washington y la Universidad de Utah. Era profesora emérita de Enfermería de la Wayne State University y profesora adjunto en la Universidad de Nebraska Medical Center en Omaha.

En los últimos años trabajó en áreas de investigación y consultoría de Enfermería, hasta el 10 de agosto de 2012 en que fallece en Omaha, Nebraska a los 87 años de edad.

Sin embargo, la Teoría ha permanecido vigente gracias a las investigaciones que se realizan actualmente ante las necesidades culturales del mundo.

Bibliografía:

Marriner Tomey, A. *Cuidados Culturales: Teoría de la diversidad y universalidad.* En: Modelos y Teorías de Enfermería, 4ª ed. Madrid: Ed. Mosby. 1999. p. 439-442.

Marriner Tomey, A. *Cuidados Culturales: Teoría de la diversidad y universalidad en: Modelos y Teorías de Enfermería*, 5ª ed. Madrid: Ed. Mosby. 2005. p. 501-527.

Wesley, Rubi L. *Teorías y Modelos de Enfermería.* 2ª ed. Ed.

Mc-Graw-Hill Interamericana, México.1997. p.119-125.
Leininger, Madeleine. Teoría de los cuidados culturales, en AnnMarriner-Tomey, Modelos y teorías de enfermería. Madrid: Mosby Doyma 1994.

Levine, Myra Estrin. *(1920-1996) nació en Chicago, Illinois. Era la mayor de tres hermanos. Ella tenía una hermana y un hermano. Levine se graduó de la Escuela de Enfermería del Condado de Cook en (1944). Levine tuvo una carrera muy variada. Después de la graduación, trabajó como enfermera privada (1944), como una enfermera civil para el Ejército de los EE.UU. (1945), directora de enfermería en el Drexel Home en Chicago (1950-1951) y como supervisora de enfermería quirúrgica en la University of chicago Clinics (1951-1952) y en el Henry Ford Hospital en Detroit (1956-1962). Después de obtener un máster en enfermería en la Universidad Estatal de Wayne en 1962, fue profesora de enfermería en diferentes instituciones tales como la Universidad de Illinois en Chicago y la Universidad de Tel Aviv en Israel. Entre los numerosos honores que ha recibido, Levine fue nombrada académica de la American Academy of nursing (1973), obtuvo un reconocimiento honorífico de la Illinois Nurses Association (1977). Fue la Primera persona que recibió el premio Elizabeth Russell Belford que concede la sigma theta tau (1977) por su excelencia en la enseñanza.*

Fue una gran oradora que solía presentar los programas, talleres, seminarios y debates, presagio de una escritora prolífica en temas de enfermería y de educación. Así mismo, Levine trabajo como consejera en hospitales y escuelas de enfermería. Aunque nunca tuvo la intención de desarrollar una teoría, creo una estructura organizativa para poder enseñar los conceptos más importantes en la enfermería médico-quirúrgica y tratar de enseñar a los estudiantes un nuevo enfoque para las actividades diarias de los profesionales y se animó al desarrollo de teorías. La primera edición de su libro "Introducción a la Enfermería Clínica", incluye los principios de conservación, publicado en (1969).

Levine trató las consecuencias de los 4 principios de la conservación. La segunda edición del libro se publicó en 1973. Tanto la primera como la segunda edición de su libro recibieron el premio: American journal of nursing y se tradujo al hebreo.

Aunque nunca tuvo la intención de desarrollar una teoría, creo una estructura organizativa para la enseñanza de la enfermería médico-quirúrgica y animo al desarrollo de teorías. Después de retirarse en 1987 continúo trabajando en el desarrollo de teorías y animó a que se siguiera investigando su propia teoría. Levine en 1989 publicó un cambio y especificación de su teoría en: "4 principios de conservación". Relaciono explícitamente la salud con el proceso de conservación para dejar claro que el modelo de la conservación considera que la salud es uno de sus principales elementos. La conservación, por medio del tratamiento, se centra en la integridad y en la unidad de la persona. Levine murió el 20 de marzo de 1996 a la edad de 75 años. Dejó tras de sí un legado como administradora, educadora, amiga, madre, enfermera, experta, estudiante de humanidades y esposa.

Bibliografía:
Marriner A, Raile Alligood M. Modelos y Teorías en Enfermería. Editorial Mosby. Barcelona: 2011 (p. 225-235).

Luckes, Eva Charlotte Ellis. (1854 – 1919) *nació en Devon el 8 de julio de 1854 en el seno de una familia de clase media mantenida por su padre un banquero llamado, Henry Richard Luckes. Eva, la mayor de tres hermanas, recibió una buena educación en distintos centros. De vuelta a su casa, Eva, que sufría una discapacidad física que le impedía moverse con facilidad, se dedicó a ayudar a su madre a cuidar a los enfermos del lugar viajando de un lado a otro a caballo. Fue en esos primeros años al lado de su madre, cuando Eva empezaría a sentirse más atraída por la profesión de enfermera.*

Pero cuando Eva contaba con veintidós años y empezó a hacer prácticas en el Hospital de Middlesex no pudo soportar el ritmo y tan sólo tres meses más tarde tuvo que dejarlo. Eva lo volvió a intentar poco tiempo después en el Hospital de Westminster y esta vez sí que pudo completar su formación práctica.

Su carrera profesional se inició en el Hospital de Londres y más tarde en el Hospital General de Manchester donde quedó al cargo de los niños enfermos. Ya para aquel entonces, sus ideas para mejorar el servicio fueron objeto de crítica por parte de la dirección del centro.

Eva tenía veintiséis años cuando intentó convertirse en comadrona en el Hospital de Londres. Pero su juventud y su poca experiencia frenaron sus intenciones. Pero Eva tuvo la suerte de conocer a la gran enfermera <u>Florence Nightingale</u> quien pronto se convertiría en su mentora.

Eva Luckes dedicó su vida a introducir importantes reformas en el proceso educativo, tanto teórico como práctico, de aquellas futuras enfermeras inglesas, además de estudiar y proponer unos cambios sustanciales en el sistema sanitario. Su experiencia como comadrona la expuso Eva en un libro publicado en 1884 bajo el título de "General Nursing", obra que tuvo muchas reediciones y fue utilizado como manual indispensable para futuras enfermeras y comadronas.

Además de crear varias instituciones de estudio, Eva junto a Florence Nightingale fundaron en 1887 la British Nurses Association con el principal objetivo de regular y mantener un registro de enfermeras y poder darles el estatus profesional que se merecían. Pero sus métodos novedosos, que primaban unas largas horas de práctica por encima del estudio teórico, fueron ampliamente criticados.

Su lucha y todo el trabajo incansable para conseguir dignificar y profesionalizar la profesión de enfermera y comadrona duró toda su vida hasta que su salud se fue deteriorando y su movilidad se vio muy seriamente afectada.

Eva Luckes fallecía el 16 de febrero del año 1919. Sus cenizas se depositaron detrás de una placa en la Iglesia de Saint Phillips, hoy convertida en biblioteca de medicina.

Lynch, Virginia Anne. (1941 – presente) *Nació el 27 de enero de 1941 en Weatherford, Texas, Estados Unidos. Es una* *enfermera forense estadounidense, educadora, consultora. Profesional certificado en ciencias forenses, en agresión sexual y en desastres de la Cruz Roja Americana.*

Asociada en Artes, en Weatherford College, en 1979. Licenciada en Ciencias de Enfermería, en Texas Christian University en 1982. MSN, University Texas, Arlington, en el año 1990.

Fue Enfermera Supervisora de cirugía, en All Saints Hospital, Fort Worth desde 1982 a 1983; Como Enfermera registrada en cirugía de emergencia, en el "Campbell Memorial Hospital", en Weatherford (Texas) desde 1983 a 1984, investigadora médica del Distrito de Examinadores Médicos Tarrant-Parker en Fort Worth de 1984 a 1990, Enfermera psiquiátrica, especialista en la enfermería clínica forense, enfermería psiquiátrica del programa de abuso de sustancias y salud mental forense, en el Departamento de la Salud Mental de Georgia, en Valdosta desde el 1990 a 1991;Y también fue forense adjunta, del condado de Echol en , Georgia de 1990 a 1995; Fue directora ejecutiva de la enfermera forense en Valdosta desde 1990 a 1995; directora ejecutiva de la Enfermería Forense en Fort Collins de Colorado, desde el 1995. Especialista en la capacitación del Programa de Crisis de Violaciones del Condado de Parker, en Weatherford, desde 1982 a 1988. Facilitadora en terapia de grupo para el abuso sexual, entrenamiento de conciencia y entrenamiento en servicio para maestros, desde 1984 a 1985.

Participó como miembro del Instituto Multidisciplinario del Condado de Tarrant para el Abuso Sexual Infantil, de Intervención y Tratamiento de 1988 a 1990. También como miembro del comité de desarrollo curricular Enfermera en Programas de Examinador de Agresión Sexual en el Hospital John Peter Smith, en Fort Worth, de 1989 a 1990. Fue Instructora del departamento de consejería en casos de violación, sociología, antropología y justicia penal de Valdosta (Georgia) en el State College, en el 1990.

Fue Instructora en el protocolo de asalto sexual del departamento de emergencias, instrucción en el hospital Women's Health Center, de Albany, en Georgia en 1990. Participó en el Comité organizador de miembros para el centro de crisis sobre violación del Programa de Asistencia a Víctimas y Testigos del Condado de Valdosta-Lowndes, en Georgia, desde 1990 hasta 1992. Como Enfermera educadora, consultora de ciencias forenses "Barbara Clark Mims Associations", de Lewisville, en Texas, de 1991 a 1994, también del "Bearhawk Consulting Group", de Valdosta, en Georgia, de 1988 a 1995, y en Fort Collins, en Colorado, desde el año 1995.

También fue Consultora del Departamento de Salud Mental de Georgia. desde 1991 a 1995; Y en la Facultad adjunta Beth En College de enfermería, de Colorado Springs, en Colorado, desde 1995. Como presentadora y profesora de campo. Afiliada a la Academia Americana de Ciencias Forenses (sección general del programa desde 1988 a 1990 y de 1995 a 1996). Fue miembro de la Asociación Americana de Enfermeras, Sociedad Americana para Pruebas y Materiales (co-coordinadora del grupo de trabajo para el desarrollo de normas para el protocolo de agresión sexual, miembro del subcomité de ciencia forense), Asociación de Enfermería de Texas, Asociación Internacional de Analistas de los Patrones de Sangre, Sociedad Americana de Criminología, Junta Americana de Examinadores Forenses (como examinadora forense certificada, miembro de la junta ejecutiva), American Professional Society en el "Abuse of Children", Asociación Internacional de las Enfermeras Forenses (como miembro fundadora, miembro de la junta ejecutiva, como presidenta de 1993 a 1996, Virginia A. Lynch Pioneer Award 1994), También en el International Homicide Investigators, Nurses Network de "La violencia contra las mujeres".

Maass, Clara Louise. (1876 - 1901) *Nació un 28 de junio del año 1876 en el East Orange, de Nueva Jersey, de hija de unos inmigrantes alemanes Hedwig y Robert Maass. Ella era la mayor de entre sus 10 hijos en una muy devota familia luterana. Fue una enfermera muy destacada estadounidense.*

En 1895, se convirtió en una de las primeras graduadas de la Escuela de Capacitación para Enfermeras Christina Trefz del

Newark German Hospital. En 1898, había sido promovida a enfermera en el Newark German Hospital, donde era conocida por su arduo trabajo y gran dedicación a su profesión.

En abril de 1898, durante la guerra hispano-americana en Cuba, Maass se ofreció como una enfermera contratada para el Ejército de los Estados Unidos de América (pues el cuerpo de enfermeras del ejército aún no existía). Sirvió con el VII cuerpo del ejército de los Estados Unidos, desde el 1 de octubre de 1898 hasta el 5 de febrero de 1899 en Jacksonville, Florida, Savannah, Georgia y en Santiago de Cuba. Fue licenciada en 1899, pero se ofreció nuevamente como voluntaria para servir con el VIII cuerpo del ejército de los Estados Unidos, en las Islas Filipinas desde noviembre de 1899 hasta mediados de 1900.

Durante su servicio con los militares, vio pocos heridos en batalla, si bien, la mayoría de sus deberes de enfermería consistían en brindar asistencia médica a los soldados que padecían enfermedades infecciosas como la fiebre tifoidea, la malaria, la fiebre amarilla y el dengue del que se contagió en Manila y la enviaron a su casa.

Falleció un 24 de agosto de 1901 como resultado de ser voluntaria de experimentos médicos para estudiar la fiebre amarilla, fue enterrada en el cementerio de Colón de La Habana con honores militares. Su cuerpo fue trasladado a Fairmount Cemetery, Newark, New Jersey, el 20 de febrero de 1902.

Bibliografía:

Stanton E. Cope. 2011. Clara Maass: Una heroína americana. *Ala Beats* 22 (2): 16-19.

Mahoney, Mary Eliza. (1845–1926) *Nació el 7 de mayo de 1845 en Dorchester (Boston), Massachusetts. Los padres fueron unos esclavos liberados, originalmente de Carolina del Norte, que se mudaron al norte antes de la Guerra Civil en busca de una vida con menos discriminación racial. Mahoney era la mayor de cuatro hijos; con un hermano enfermizo desde niño. A una edad temprana, Mahoney era una Bautista y feligresa leal que frecuentemente asistía a* *la Iglesia Bautista del Pueblo en Roxbury. Mahoney ingresó en la Escuela Phillips a sus diez años, una de las primeras escuelas integradas de Boston, y se quedó desde el primer al cuarto grado. La Escuela Phillips era conocida por enseñar a sus alumnos el valor de la moralidad y la humanidad, junto con materias generales como inglés, historia, aritmética y demás. Es muy posible que esta instrucción influyera en el interés de Mahoney en la enfermería.*

Mahoney estuvo brevemente comprometida con un médico desconocido durante algún momento de su vida, aunque se especula que ocurrió alrededor de los 20 años. El compromiso no duró mucho y dejó a ambas partes un poco emocionalmente dañadas. A partir de entonces, Mahoney no se casó y permaneció soltera por el resto de su vida. Mahoney sabía desde el principio que ella quería ser enfermera; posiblemente debido a la aparición inmediata de enfermeras durante la Guerra Civil estadounidense. Fue integrada en un programa de 16 meses en el Hospital de Nueva Inglaterra para Mujeres y Niños donde trabajó desde los 18 años en diversas labores. En 1878, a los 33 años de edad, comenzó sus estudios de enfermera dentro del primer programa de enfermería profesional del país. Fue la única mujer negra de las 4 que se graduaron en 1879 y fue la primera afroamericana en estudiar y trabajar como enfermera entrenada profesionalmente en los Estados Unidos. Mahoney fue una de las primeras afroamericanas en graduarse de una escuela de enfermería, y todo ello, prosperó en una sociedad predominantemente blanca. También por entonces, desafió la discriminación contra todas las personas afroamericanas en la enfermería. Al graduarse trabajó, durante unos treinta años, como enfermera privada, siendo una gran profesional que trataba con mucha ternura y compasión a las personas que cuidaba. Su reputación se extendió y fue solicitada por pacientes de varios lugares del país.

En 1908, Mahoney fue cofundadora de la Asociación Nacional de Enfermeras Graduadas de Color (NACGN) con Adah B. Thoms. Esta organización intentó elevar los estándares y la vida cotidiana de las enfermeras registradas afroamericanas. El NACGN tuvo una influencia significativa en la eliminación de la discriminación racial en

la profesión de enfermería registrada.
Su profesionalismo y humanidad elevó el nivel profesional de todas las enfermeras. En 1911 ya retirada de su profesión, María Eliza se trasladó a Long Island, Nueva York, donde dirigió el Howard Orfanato para niños negros. Incansable activista por la igualdad de género, participó en el movimiento del sufragio femenino y en 1920, fue una de las primeras mujeres en Boston en registrarse para votar.
Después de una batalla de tres años contra el cáncer de mama María Eliza Mahoney falleció en Boston en 1926, a los 80 años de edad. Cuatro años después de su muerte, todo el número de enfermeras afroamericanas se había duplicado. Mary Mahoney siempre será recordada en una parte importante de la historia. Ella es venerada en la profesión de enfermería no sólo por ser la primera afro-americana en graduarse en enfermería, sino que también ayudó a establecer un alto nivel de la práctica y el carácter de las enfermeras en el futuro.
En 1951, el NACGN se fusionó con la Asociación Estadounidense de Enfermeras. Mahoney ha recibido muchos honores y premios por su trabajo pionero. Fue incluida en el Salón de la Fama de la Asociación Estadounidense de Enfermeras en 1976 y en el Salón de la Fama Nacional de Mujeres en 1993.
Bibliografía:
Historia de la Enfermería. M. Patricia Donahue. "Nursing. The Finest Art. An Illustrated History", publicada por The C. V. Mosby Company. B-24.474-99

María del Carmen de Angoloti y Mesa (1875 – 1959)
Nació en Madrid (España) el día 7 de septiembre de 1875, fue una gran destacada enfermera y aristócrata española (duquesa de la Victoria y condesa de Luchana) y amiga íntima de la Reina Victoria Eugenia de Battenberg consorte de Alfonso XIII.
Esta dama de alta alcurnia es una mujer importante en la historia de la enfermería en España. Fue dama de la reina desde el 2 de enero de 1911 y dama noble de la Orden de María Luisa, (creada por Carlos IV en 1792). Ingresó en la Cruz Roja en el 1913, colaboró en el

establecimiento de la red de hospitales de esta institución en España, obteniendo ella misma el título de dama enfermera de la Cruz Roja en 1920, estudios que había iniciado en 1917. Fue la primera de su promoción. Al año siguiente en el 1921 la reina creó el cuerpo de enfermeras integrado tanto por profesionales como por voluntarias. Posteriormente comenzó a trabajar en el Hospital de San José y Santa Adela primer centro de España de la Cruz Roja, al que en 1914 aportó su dinero para la conclusión de su obra.

Durante su servicio humanitario en ese hospital, en los pabellones, dispensario, quirófano y laboratorio, también formaba parte del equipo de Damas Enfermeras Visitadoras, que acudían a las casas de los pacientes cuando estos no podían ir al hospital, realizando tareas de enfermería (aplicación de inyectables, cura de heridas...), pero aportando también dádivas a los enfermos y sus familias (comida, ropa, colchones...), tal y como está detallado en las memorias del hospital.

En 1921, mientras se encontraba veraneando en San Sebastián al igual que la Reina, se recibió la noticia de la derrota del ejército español en Marruecos, la Reina Victoria Eugenia decidió enviar a Melilla una misión de ayuda de la Cruz Roja encomendándole a nuestra protagonista la dirección de toda la misma, partiendo inmediatamente hacia dicha ciudad al frente de un grupo de enfermeras. Ya en Melilla y tras un enfrentamiento inicial con el militar al mando de la sanidad, el coronel Francisco Triviño, organizó un nuevo centro de atención a los heridos en el que impuso una serie de normas básicas, destacando entre ellas la clasificación y vigilancia de los ingresados en función de la gravedad de sus heridas y no por su grado militar, el control estricto en los postoperatorios, mejoras en la alimentación y vigilancia exhaustiva de la limpieza y antisepsia, muy descuidada en los hospitales militares existentes. Siendo la principal responsable de la actividad de Cruz Roja española durante la guerra del Rif en Marruecos.

Así pues, cuando España se vio en guerra con Marruecos (en los episodios que hoy en día se conocen como el Desastre de Annual, una batalla en el contexto del conflicto del Rif que había supuesto la pérdida de cuantiosas vidas en el ejército español) formó un grupo compuesto de enfermeras voluntarias a cuya cabeza se puso. Viajaron como hemos indicado hasta Melilla en agosto de 1921 y allí permaneció ejerciendo de enfermera de guerra hasta 1925 que terminó la guerra. Organizó la actividad de la Cruz Roja española durante la guerra del Rif, fue la inspectora general de los hospitales del Marruecos español entre los años 1924 y 1927 y presidenta de los hospitales de la Cruz Roja en España desde 1939. Allí dirigía a las mujeres enfermeras a su cargo, implantando unos nuevos métodos de organización y actuación. La medida más controvertida tomada por esta enfermera como hemos señalado, fue establecer una prioridad de atención a los pacientes. Esto levantó mucha controversia entre las clases dirigentes y los militares de un alto rango. Determinó que se atendería a los heridos en función de su estado de gravedad en lugar de como era normal hasta entonces, en función de su grado militar. Así pues, trató a todos los enfermos por igual, sin distinción de rangos militares ni sociales.

Entre su actividad al frente de la Cruz Roja logró abrir dos hospitales en Melilla, el primero de ellos, inaugurado en 1921, disponía de 86 camas, el segundo se abrió en 1922 y contaba con 150 camas. Más tarde se instalaron otros dos hospitales provisionales, uno de ellos en Larache en 1923 y el segundo en Tetuán en 1924. En 1925 terminada la guerra de Marruecos, regresó a Madrid, incorporándose al servicio ordinario del Hospital Central, pero también ejerciendo como inspectora de los hospitales, labor que la llevó a cabo hasta la proclamación de la Segunda República.

Con la proclamación de la II República (el 15 de abril de 1931), abandonó España para acompañar a los reyes en su exilio en Paris, Roma y Marsella. Regresó a España poco antes del golpe de Estado, producido entre el 17 y el 18 de julio de 1936.

Durante la guerra civil española fue detenida por el bando republicano en agosto de 1936, en su domicilio de Madrid, junto a su marido Pablo Montesinos Espartero y su hermano, a los que ejecutaron el 3 de noviembre de1936. Ella, en cambio, y tras una breve estancia en la Cárcel de San Rafael, en Madrid, fue finalmente liberada por mediación de la Cruz Roja Internacional, a finales de noviembre. En enero de 1937 se trasladó de nuevo a Marsella.

Tras la guerra en 1939, fue nombrada presidenta de los Hospitales de Cruz Roja en España hasta el 11 de junio de 1947, convirtiéndose en esa fecha en presidenta interina de la Sección de Enfermeras, hasta 1948. Durante este período, fundó 15 nuevos hospitales de la Institución, supervisando una red hospitalaria a nivel nacional de 22 hospitales.

Estuvo vinculada a la Cruz Roja Española y a sus hospitales, especialmente el Hospital Central, y a la Escuela de Enfermeras de Madrid, prácticamente hasta su muerte.

Falleció en Madrid un 4 de noviembre de 1959, a los 84 años de edad. En el momento de su muerte, regentaba los 27 hospitales de la Cruz Roja que existían por entonces en España.

Entre sus reconocimientos destacan:

- Cruz de la Orden Civil de Beneficencia con distintivo blanco, otorgada el 22 de noviembre de 1921.

- En el año 1922, se le rindió un homenaje a nivel nacional por la labor que realizó en beneficio de los soldados españoles heridos en el transcurso de la Guerra del Rif.

- El Comité Internacional de la Cruz Roja le concedió en 1925 la Medalla Florence Nightingale por sus méritos en el seno de esta institución, siendo la primera enfermera española en recibirla. También recibió varias condecoraciones como: Gran Cruz De la Beneficencia, la Cruz Roja al Mérito militar, medalla de oro en la Cruz Roja Italiana y la Francesa, Medalla de honor en Perú, Lisboa,...

- Gran Cruz del Mérito Militar con distintivo rojo. Le fue entregada en Sevilla el 27 de noviembre de 1925, por su atención a los heridos de guerra, siendo la primera ocasión en que dicha condecoración le fue concedida a una mujer.

A modo de anécdota destacamos las palabras que le dedicó el político español Indalecio Prieto en el año 1921: "He venido con la Duquesa de la Victoria, única heroína de esta guerra, mujer admirable que curó y consoló a los heridos, amortajó cadáveres, clavó ataúdes. Ella y media docena de damas más son las únicas de entre toda la aristocracia española que luchan en Melilla con el dolor, en jornadas interminables. Las restantes quedáronse ahí, para lucir el uniforme de enfermeras en las solemnidades, para aparecer retratadas en las revistas gráficas. Viene por horas, para volver esta noche a continuar su humanitaria labor, a seguir realizando el milagro de que sus heridos estén mejor atendidos y mejor alimentados que en los hospitales del Estado".

Bibliografía:

I. Angoloti Cárdenas, *La Duquesa de la Victoria (Angoloti y Mesa, María del Carmen)*. Madrid: Ed. Altamira; 1958.

Real Academia Nacional de la Medicina, *Sesión científica en torno a la figura de Carmen Angoloti, Duquesa de la Victoria,* Madrid: Ed. RAM, 2012.

M. Mas Espejo, *Las Damas Enfermeras de la Cruz Roja durante el reinado de Alfonso XIII (1914-1931)*, Madrid: Ed. Dickynson, 2018.

Maxwell, Anna Caroline. (1851 – 1929) *Nació en Bristol, Nueva York el 14 de marzo de 1851. Su familia se mudó a Canadá durante su infancia, regresando en 1874. Ese año, comenzó a trabajar sin entrenamiento formal, como asistente de matrona en el New England Hospital. Se fue en 1876 y pasó dos años en Inglaterra antes de inscribirse en el Boston City Hospital Training School for Nurses. Allí se sintió atraída por el renombre de Linda Richards, una de las primeras enfermeras de Estados Unidos, que enseñaba en la escuela.*

Fue una gran enfermera que llegó a ser conocida como "la Florence Nightingale estadounidense". Sus actividades pioneras fueron cruciales para el crecimiento de toda la enfermería profesional en los Estados Unidos.

En 1880, Maxwell fue contratada para comenzar una escuela de capacitación en el Hospital General de Montreal, sin embargo, le pareció una experiencia demasiado lenta. Se fue después de seis meses y viajó a Europa, donde visitó varios hospitales. Regresó a América y en noviembre de 1881 se le ofreció la Dirección de Enfermería en la Escuela de Capacitación para Enfermeras en el Hospital General de Massachusetts en Boston.

En 1889, se mudó a Nueva York para ser Directora de Enfermería en St. Luke's Hospital, y de allí se convirtió en la primera Directora de Enfermería en el Presbyterian Hospital de Nueva York desde 1892 hasta 1921. Maxwell también fue la primera directora de la escuela de enfermería del Hospital Presbiteriano, fundada en 1892, que más tarde se convirtió en la Escuela de Enfermería de la Universidad de Columbia.

Durante la guerra hispano-americana, Maxwell solicitó permiso para llevar enfermeras capacitadas a hospitales militares para atender a las víctimas. La enviaron a un hospital de campaña en Chicamauga, en Georgia, donde ella y sus enfermeras encontraron todo un saneamiento deficiente, una enfermedad generalizada y toda una alta tasa de mortalidad. Maxwell y todas aquellas enfermeras lograron mejorar significativamente todas aquellas condiciones. También hubo un brote de fiebre tifoidea en un campo de entrenamiento militar en aquel área, y Maxwell dirigió a 150 enfermeras en el cuidado de más de 600 casos, así como casos de la malaria y sarampión. El ejército quedó impresionado con los logros de aquellas enfermeras y en 1901, con la participación de Maxwell, ella estableció el Cuerpo de Enfermeras del Ejército de los Estados Unidos (la Army Nurse Corps).

En la Primera Guerra Mundial, ella también trabajó para preparar enfermeras para el servicio militar activo, y en 1916 viajó a Europa para visitar hospitales en los frentes. Francia le otorgó la Medaille de l'Hygiene Publique (Medalla de Honor a la Salud Pública) en reconocimiento a su trabajo. Después de la guerra, Maxwell trabajó para que las enfermeras recibieran un rango en las fuerzas armadas, que se logró en 1920.

Además de su trabajo en la educación y con los militares, Maxwell coescribió un libro de texto con Amy E. Pope titulado "Práctica de enfermería". También fue miembro de la Sociedad Americana de Directoras de Escuelas de Capacitación para Enfermeras (1893), que más tarde se convirtió en la Liga Nacional de Enfermería, y en Alumnos Asociados de Enfermeras de los Estados Unidos y Canadá (1897), que más tarde se convirtió en la Asociación Americana de Enfermeras. También fue miembro del Consejo Internacional de Enfermeras (1899) y del Servicio de Enfermería de la Cruz Roja Americana (1899), y participó en el establecimiento del American Journal of Nursing and the Fondo de Becas Isabel Hampton Robb.

Falleció el 2 de enero de 1929 en Nueva York. Enterrada en el Cementerio Nacional de Arlington.

Entre sus reconocimientos destacan:

- En el primer edificio que se inauguró en el nuevo Columbia Presbyterian Medical Center en 1928 fue el hogar de la escuela de enfermería de la universidad, el cual fue nombrado el "Anna C. Maxwell Hall" en su honor, aunque la sala fue arrasada en 1984 para hacer sitio para un nuevo edificio del hospital, y la universidad estableció una cátedra en la escuela de enfermería a nombre de Maxwell.

- Maxwell fue una de las primeras mujeres enterradas en el Cementerio Nacional de Arlington con todos los honores militares.

- La Universidad de Columbia le otorgó un título honorario de Máster en Artes.

Bibliografía:

Anna Caroline Maxwell, RN, MA. *La revista estadounidense de enfermería.* 21 (10): 688–697. 1921-01-01.

Mercer, Ramona. (1929 – presente) *Nació el 4 de octubre de 1929 en Alabama, Estados Unidos. Hija de William Henry y Nell Thieme. Se casó con Lewis Pyle Mercer, el 31 de diciembre de 1971, con una hija, Camille E. Ronay Mercer. Es una enfermera autora de una teoría de enfermería de rango medio.*

Se dedicó al estudio e investigación sobre la salud materno-infantil y la familia. Con su teoría Adopción del Rol Maternal (ARM), propone la necesidad de que los profesionales de la Enfermería tengan en cuenta el entorno familiar, la escuela, el trabajo, la iglesia y otras entidades de la comunidad como elementos importantes en la adopción del rol maternal.

Inició su carrera profesional como enfermera en el 1950 después de obtener su título profesional en la escuela de enfermería St. Margaret en Montgomery (Alabama). Regresó a la escuela de enfermería después de haber trabajado como jefa e instructora en materias de Pediatría, obstetricia y enfermedades contagiosas.

Obtuvo su licenciatura en enfermería con distinción de la Universidad de Nuevo México, Albuquerque en el año 1962.

En 1963 fue aceptada en la Sigma Theta Tau. Recibió la beca bixler para la educación y la investigación. En el 1964 realizó una licenciatura materno-infantil en la universidad de Emory, en Atlanta y finalizó su doctorado en Enfermería maternal en la universidad de Pittsburgh en 1973.

Después del doctorado en 1973 se fue a california y acepto el cargo de profesora, asistente del departamento de Enfermería del cuidado de la salud familiar en la Universidad de California en San Francisco. En 1977 ascendió a profesora asociada y en 1983 acepto el cargo de profesora titular hasta que se jubiló en 1987. A partir de 1988 fue profesora emérita.

En 1982 recibió el premio de la enfermera de salud materno infantil del año que concede la National Foundation of the March Dimes y la American Nurses Association. A lo largo de toda su carrera recibió numerosos premios, como el premio de departamento de salud en dos universidades distintas, recibió una beca para la investigación y educación de Enfermeras para estudio de doctorados, recibió el premio de la enfermera de salud materno infantil y consiguió su cuarto premio Helen Nahm en el 1984. En el 1988: Distinguished Research Lectureship Award, Sociedad Occidental para la Investigación en Enfermería (como el premio inaugural). En el 2003: Living

Legend, Academia Americana de Enfermería. Y en 2004: Premio de Alumnos Distinguidos, Facultad de Enfermería de la Universidad de Nuevo México.

Cuando Mercer inició su investigación se centraba en las conductas y las necesidades de las madres lactantes, madres con enfermedades posparto y madres de niños con discapacidades. Las investigaciones anteriores hicieron que se interesara por el estudio de las relaciones familiares y el Rol Maternal y las madres de diferentes edades.

Mercer ha escrito numerosos artículos y editoriales, además ha publicado 6 libros y 6 capítulos de libros, centrando su investigación en las conductas y necesidades de las madres lactantes, madres con enfermedades postparto y madres con niños con discapacidades. Las investigaciones hicieron que Mercer se interesara por las relaciones familiares, el estrés preparto, el rol maternal y las madres de diferentes edades.

Desde su primera publicación en 1968, ha publicado numerosos artículos para revistas Enfermeras y no Enfermeras y continua escribiendo para la Nurseweek, es miembro actualmente de 7 organizaciones profesionales y desde 1983 hasta 1990 fue editora asociada de la Health Care for Women International, también ha trabajado como revisora de numerosas propuestas de becas y ha intervenido activamente en reuniones y talleres profesionales.

Entre los libros que publicó: "Nursing Care for Parents Atrisk" y "Perspectives on Adolescent Health Care", recibieron premios por parte de American Journal of Nursing. Estos fueron los más importantes por tratar temas sobre cómo se dan las relaciones precoces de padres a hijos y elaborar estrategias.

Otras publicaciones a destacar:

- Mercer, Ramona (1980). "Maternidad adolescente: el primer año". Revista de enfermería obstétrica, ginecológica y neonatal. 9: 16–27.

- Mercer, Ramona (1981). "Un marco teórico para el estudio de los factores que impactan en el rol materno". Investigación en Enfermería. 30 (2): 73–77.

- Mercer, Ramona (1985). "El proceso de logro del rol materno durante el primer año". *Investigación en Enfermería*. 34 (4): 198-204.
- Mercer, Ramona (1986) "Maternidad por primera vez: Experiencias desde adolescentes hasta cuarenta". Nueva York: Springer.
- Mercer, Ramona; Mayo, KA; Ferketich, S; Dejoseph, J (1986). "Modelos teóricos para estudiar el efecto del estrés anteparto en la familia". *Investigación en Enfermería*. 35 (6): 339–346.
- Mercer, Ramona (1995). *Convertirse en madre: investigación sobre la identidad materna desde Rubin hasta el presente.* Nueva York: Springer.
- Mercer, Ramona; Ferketich, S. (1990). "Predictores del apego de los padres durante la paternidad temprana". *Revista de Enfermería Avanzada*. 15 (3): 268-280.
- Mercer, Ramona; Ferketich, S. (1994). "Predictores de rol materno por estado de riesgo". *Investigación en Enfermería*. 43 (1): 38-43.

La aplicación de su teoría a la práctica asistencial sirvió como marco para la valoración, planificación, implantación y evaluación del cuidado del binomio Madre – Hijo, ayudando a simplificar un proceso muy complejo y facilitando su comprensión para la aplicación del mismo en la práctica. Su marco también puede aplicarse a cualquier disciplina que funcione con madres y niños en el primer año de maternidad.

Bibliografía:
Marriner Tomey, Ann y Alligood, Martha. (2011). Adopción del rol materno-convertirse en madre de Ramona T. Mercer. (Ed.), séptima. Modelos y teorías en enfermería. España: Editorial Elsevier.

Neuman, Betty. *Nació en Ohio, Estados Unidos, el 11 de septiembre de 1924. Vivió en su ciudad natal hasta graduarse en educación secundaria en 1942, cuando se mudó a Dayton. Allí trabajó en una industria de aviones que operó durante el período de la*

Segunda Guerra Mundial en Estados Unidos.

Fue una gran enfermera, consejera y profesora estadounidense, quien desarrolló el modelo de sistemas Neuman, una teoría que resultó muy fácil de entender y que tuvo un gran impacto en el ámbito de la enfermería desde la primera vez que se dio a conocer.

Fue en 1944 cuando empezó su formación como enfermera. Estudió en un programa de formación durante tres años y obtuvo su diploma oficial de enfermera en 1947. Ese mismo año se mudó a Los Ángeles, ciudad en la que empezó a trabajar en el Hospital General de Los Ángeles como integrante del personal de enfermeras.

Trabajó específicamente en el Departamento de Enfermedades Transmisibles, donde avanzó rápidamente hasta convertirse en jefa de enfermeras del hospital.

En 1956 empezó a estudiar Salud Pública, con una especialización en el área de la psicología. Tras completar sus estudios, desde 1964 hasta 1966 trabajó como estudiante en el programa de salud mental de la UCLA.

Fue durante este período cuando se dio cuenta de la emergencia repentina de aquellos centros de salud mental emergentes en las comunidades. A partir de esto comenzó a interesarse en el rol que cumplían las enfermeras en estos centros de salud.

Con base en esto, decidió hacer su tesis de máster sobre la relación que tienen los patrones de personalidad de cada individuo con los intentos de suicidio. A partir de este punto se empezó a notar de manera más evidente la intención de Neuman en aportar al campo de la medicina ligada a la psicología.

Tan pronto como terminó sus estudios en el Departamento de Salud Mental de la UCLA fue nombrada miembro de la facultad y se le dio un puesto importante dentro de la misma.

Como integrante de este departamento, desarrolló su primer modelo para el campo de la salud mental. Su modelo fue utilizado para enseñar a las comunidades locales acerca de la salud mental y fue exitosamente empleado por las enfermeras de los centros de salud locales.

En 1970 desarrolló la parte conceptual del modelo de sistemas Neuman, su aporte más importante a la salud mental. Escribió un libro sobre esta teoría en 1982, el cual lleva el mismo nombre del modelo.

El sistema de Neuman tiene que ver con la relación que tiene cada individuo con su particular nivel de estrés, la forma en la que estos individuos reaccionan a este y la reconstrucción de los factores externos que hayan creado dicho nivel de estrés en la persona.

Su sistema busca la prevención del estrés en los individuos mediante métodos especiales. El modelo de sistemas Neuman ha sido uno de los aportes más grandes de la historia de la salud en lo que respecta al tratamiento del estrés, así, pues. Neuman fue una de las principales enfermeras modernas en considerar esto como un problema de salud.

Durante su permanencia en el departamento de la Universidad de Los Ángeles Neuman tuvo una carrera bastante ocupada, trabajando para las comunidades y, de manera profesional, como experta en salud mental. También desarrolló varios talleres y conferencias en la misma UCLA.

En 1973 pasó a trabajar con el departamento de salud mental de West Virginia y se convirtió en una referencia para las enfermeras de todo los Estados Unidos. Conforme su modelo de sistemas obtenía más popularidad, Neuman era invitada a dar discursos en las diversas escuelas de enfermeras ubicadas a lo largo del territorio norteamericano.

Creó una red profesional, la cual utilizó para ayudar a todas las escuelas de enfermería que quisieran implementar su modelo de sistemas. Sus ideas tuvieron un gran recibimiento en Asia y Europa.

Fue en 1970 cuando desarrolló por primera vez un modelo que se enfocaba en la teoría y práctica de la enfermería. Este se basaba en el estudio particular de cada individuo y en cómo las interacciones con factores externos pueden influenciar sus actitudes.

Este sistema de Neuman giraba en torno a cómo cada paciente interactuaba en un ambiente de salud, donde toda la estructura de estudio a la que se sometía estaba desarrollada de manera particular.

Es decir, se centraba en el estudio de los pacientes a partir de sus propias características psicológicas y físicas.

En 1982 escribió un libro titulado "Modelo de sistemas Neuman". En este libro explicaba que el rol de una enfermera de la salud mental era estabilizar el sistema de energía de una persona para crear un equilibrio mental y, por ende, lograr el mejor nivel de salud posible.

El modelo Neuman fue implementado por una gran variedad de las enfermeras trabajando con las familias o clientes individuales, para realizar diagnósticos precisos acerca de las dolencias de cada paciente.

Entre aquellos conceptos más importantes de la teoría destacan los siguientes:

<u>Apreciación del ser humano</u>: El modelo de Neuman ve al ser humano como un sistema abierto y complejo, el cual interactúa con una serie de factores internos y externos que afectan al estrés individual de cada ser humano. El sistema es considerado todo un mecanismo dinámico que cambia constantemente.

<u>Ambiente</u>: Según la teoría de Neuman, todos los seres humanos se desenvuelven en un ambiente, el cual es fundamental para que el sistema funcione. Este ambiente es considerado como la suma de todos los factores que afectan el desarrollo del sistema; todo lo que rodea y afecta al individuo.

Por otra parte, cada sistema tiene su propio mecanismo interno, definido como los factores que afectan al sistema (ser humano) y que están delimitados dentro del mismo individuo. Es decir, son factores personales.

<u>Salud</u>: La salud es considerada como el grado de estabilidad de cada sistema, el cual es determinado por el bienestar. Cuando se cumple con las condiciones de bienestar de cada persona, se obtiene un bienestar óptimo del sistema. Si las condiciones no se cumplen, se considera que el sistema está en estado de malestar.

La enfermería de Neuman se basa en encontrar una herramienta ideal para controlar el bienestar, utilizando controladores del nivel de estrés de cada individuo.

Newman, Margaret. (1933 – presente) *Nació el 10 de octubre de 1933, en Memphis, Tennessee, Estados Unidos. Es una gran enfermera, profesora universitaria y teórica de enfermería. Autora de la teoría de la salud como conciencia en expansión.*

A los 21 años, obtuvo una licenciatura en economía doméstica e inglés de la Universidad de Baylor en 1954. Después de cuidar a su madre durante toda una enfermedad terminal, decidió convertirse en enfermera.

Se graduó a sus 29 años de edad en la Facultad de Enfermería de la Universidad de Tennessee en Memphis en 1962, luego a los 31 consiguió un Máster en Enfermería Médico-Quirúrgica y un Máster en Formación por la Universidad de California en San Francisco en 1964, y a los 38 años en 1971 un doctorado en Ciencia Enfermera y Enfermería de la rehabilitación por la Universidad de Nueva York (NYU).

Al principio de su carrera académica, ocupó algunos cargos docentes en Tennessee, Universidad de Nueva York y en la Pennsylvania State University donde llegó a ser catedrática.

Luego enseñó y fue catedrática en la Universidad de Minnesota hasta su jubilación en el 1996. Su teoría de la salud como conciencia en expansión se presentó en una conferencia de teoría de enfermería en 1978 en Nueva York, al mismo tiempo proseguía con la investigación sobre la relación del movimiento, tiempo y la conciencia. Amplió la teoría estudiando su uso en enfermedades cardíacas y cáncer de 1986 a 1997. Su teoría se basa en la Ciencia de los Seres Humanos Unitarios escrita por Martha E. Rogers.

En 1975 a los 42 años recibe el "oustanding slumnus award del college of nursing" de la universidad de Tennessee en Memphis. También consiguió el "Latin American teaching fellow" en 1976 y 1977. A sus 43 años ingreso en 1976 a la "American Academy of Nursing", y en 1988 en el al Salón de la fama de la Escuela de Enfermería de la Universidad de Missisipi. En 1979 pasó a ser miembro de la "American journal of Nursing". Trabajó con la

"North American Nursing Diagnosis association" NANDA en grupos de trabajos de teóricos enfermeros desde 1978 a 1982. En el año 1983 fue "Distinguished Faculty en la Seventh International Conference on Human Functioning" en Kansas.
Entre sus muchas distinciones destacan:
- En 1990 fue incluida como Enfermera Teórica característica en una serie de videos, patrocinada por la "Helene Fuld Health Trust".
- En 1993 recibió el "Sigma Theta Tau founders Elizabeth McWilliams Miller Award for Excellence in Research".
- En 1994 recibió el "Nurse Scholar Award" en la escuela de Enfermería de la Saint Xavier University.
En 1996 recibió el "E. Louis Grant award for Nursing Excellence" de la Universidad de Minnesota.
- En 2008, la Academia Americana de Enfermería la reconoció como una leyenda viva, un honor que se otorga a un pequeño grupo de enfermeras "en honor a sus contribuciones extraordinarias a la profesión de enfermería, sostenidas en el transcurso de sus carreras".
Entre sus publicaciones: Publicó Theory Development in Nursing (1979). "Public Health as Expanding Consciencious" en (1986, 1994). "Public Transforming Presence: The difference that Nursing Makes" (2008).

Bibliografía:
Marriner Tomey A, Raile Alligood M, Modelos y teorías en enfermería, 7ª ed, Madrid: Elsevier España; 2011. Cap. 23.
Raile, A. Martha. Tomey, M. Ann. Modelos y teorías en enfermería. Barcelona: Elsevier España; 2011 (p) (480-495).
Newman, Margaret A. Theory development in nursing. Philadelphia: F. A. Davis Co; 1979.

Nightingale, Florence. (1820 – 1910) *Nació en Florencia, en 1820 – Falleció en Londres, 1910. Enfermera inglesa, pionera de la enfermería profesional moderna. Hasta mediados del siglo XIX, la atención a los enfermos en los hospitales de campaña era prácticamente nula, y las condiciones de hacinamiento y la carencia de salubridad en* *los mismos eran causa de gran número de defunciones. La meritoria labor de Florence Nightingale, considerada como la fundadora de los modernos cuerpos de enfermeras, supuso una notable mejora en la organización de los hospitales.*

Procedente de una familia rica, Florence Nightingale rechazó la cómoda vida social a la que estaba destinada para trabajar como enfermera desde 1844. Motivada por sus deseos de independencia y por sus convicciones religiosas, se enfrentó a toda su familia y a los convencionalismos sociales de la época para buscar una cualificación profesional que le permitiera ser útil a sus semejantes.

En 1853 llegó a ser la supervisora de enfermeras de un hospital de caridad de Londres, en el que introdujo eficientes innovaciones técnicas y de organización; con su trabajo empezó a superarse todo el modelo asistencial tradicional, basado en los buenos sentimientos y en el sectarismo religioso, y a sustituirse por una asistencia sanitaria científica, la cual precisaba una rigurosa formación del personal de enfermería.

Durante 1854-1856 se hizo muy famosa organizando un servicio de enfermeras para los soldados británicos de la Guerra de Crimea: en el hospital de campaña de Usküdar o Escútari (Turquía) consiguió mejoras sanitarias espectaculares, enfrentándose a los prejuicios de los médicos militares y a la pobreza de medios con que el ejército solía tratar a los soldados. Regularmente visitaba a los heridos durante la noche, lo que le valió el sobrenombre de "la dama de la lámpar".

A su regreso a Inglaterra, aprovechó esa popularidad para ejercer influencia en las altas esferas del poder, logrando el apoyo de la reina Victoria I. Publicó un exhaustivo informe titulado "Notas sobre la sanidad, la eficacia y la administración hospitalaria en el ejército británico" en (1858), y, desplegando una actividad frenética, consiguió la reforma de la sanidad militar británica, la extensión progresiva de su modelo a la sanidad civil, la introducción de reformas sanitarias en la India y la creación de una escuela de enfermeras en (1860). Desde el año 1861, sin embargo, permaneció retirada por problemas de salud, consecuencia del esfuerzo desplegado durante la

Guerra de Crimea.
Bibliografía:
Florence Nightingale. Kaiserswerth und die britische Legende. 150º aniversario de la 1ª publicación del informe de Florence Nightingale en el Instituto Deaconess en Kaiserswerth y su formación. Düsseldorf, 2001.
Arantza Urkaregi Etxepare, *Florence Nightingale, pionera estadística*, Mujeres con ciencia, Vidas científicas, 12 mayo 2014.

Orem, Dorothea. (1914 – 2007) *Nació en los Estados Unidos el 15 de julio de 1914, específicamente en Baltimore, Maryland. De su padre se conoce que fue constructor y que disfrutaba de la pesca.*
De su madre se sabe que era una mujer dedicada al hogar y que aprovechaba su tiempo libre para dedicarlo a la lectura. Dorothea fue la menor de dos hermanas.
Orem realizó su escolaridad con las Hijas de la Caridad de San Vicente de Paúl. Después continuó su formación con las Hermanas de la Caridad en el Providence Hospital de Washington D.C.
Ahí se le otorgó un diploma en enfermería a la temprana edad de 16 años. Más tarde, en la Universidad Católica de América recibió el título de Ciencias en Educación de Enfermería, y en el año 1946 realizó un máster en la misma área.
Dorothea Orem se desenvolvió profesionalmente en distintas áreas del oficio de enfermería. Sus primeras experiencias se efectuaron en una diversidad de ámbitos tanto en el Providence Hospital Washington DC como en el Hospital de San Juan, Lowell, Massachusetts.
Entre los roles desempeñados en estos centros de asistencia destacan: enfermería en el área quirúrgica, experiencia como enfermera privada tanto en hospitales como a domicilio, integrante del equipo de cuidados hospitalarios en los servicios médicos pediátricos y de los adultos, y supervisora nocturna en la sección de urgencias.
Todas estas prácticas fueron llevadas a cabo por esta profesional bajo la divisa de la entrega y la excelencia.

Luego de haber consolidado su formación a nivel de la educación superior, Orem obtuvo una abundante experiencia. Fue entonces cuando enfiló sus propósitos en función de las áreas de la enseñanza, la investigación y la administración.

Fue una de las más connotadas investigadoras en el área de enfermería en los Estados Unidos. El desarrollo de conceptos alrededor de la enfermería como una ciencia práctica fue uno de los principales campos en los que teorizó esta enfermera, profesora e investigadora.

Uno de sus aportes primordiales consistió en un modelo de desempeño de este oficio de la salud. El mismo lo vinculó con los cuidados de las personas convalecientes. Dicho modelo ayudó a la elaboración de una consistente fundamentación de la enfermería.

Además, contribuyó a sentar las bases de este saber, poniéndolo a tono con el instrumental teórico de las ciencias modernas. Orem también consideró la noción de autocuidado como un aspecto fundamental. Lo señaló como las prácticas rutinarias que los individuos realizan en torno al cuidado y conservación de su salud y bienestar personal.

Dictó las cátedras de las Ciencias Biológicas y Enfermería desde el 1939 hasta 1941. Estuvo a cargo de la dirección de la Escuela de Enfermería del Providence Hospital en Detroit, Michigan, durante 10 años. Así mismo, se desempeñó como profesora asistente y adjunta en la Universidad Católica de América.

Incluso llegó a ejercer funciones en el Decanato de la Escuela de Enfermería de la universidad arriba mencionada entre los años 1965 y 1966.

Luego se desempeñó como asesora y consultora de instituciones tales como el Consejo de Salud del estado de Indiana, la Oficina de Educación de los Estados Unidos, y el Departamento de Salud, Educación y Bienestar Social.

También trabajó en el Centro de Experimentación y Desarrollo de la enfermería del Hospital Jhons Hopkins y en la Dirección de Enfermería de Wilmer Clinic.

Su Teoría: En la construcción teórica de Dorothea Orem el concepto de persona es fundamental. Orem lo desarrolla como organismo biológico, racional y pensante que se puede ver afectado por el entorno. A partir de ahí, la teoría de Orem señala que la persona es capaz de efectuar acciones predeterminadas que la afectan tanto a ella, como a otros y a su entorno. Todo lo anterior le da condiciones para cumplir con su propio cuidado.

<u>*Definición de enfermería*</u>*: Dorothea Orem también señala una definición propia de enfermería, que consiste en proporcionar a las personas asistencia directa en su autocuidado. La misma se brindará en función de sus propias demandas, y en razón de la insuficiencia de las capacidades debido a las situaciones personales de los individuos o colectivos de personas.*

Otras nociones fundamentales son las de salud, el autocuidado, la enfermería, el entorno y la relación enfermero-paciente-familia.

Toda esta conceptualización realizada por Orem dio solidez a un dispositivo teórico de gran madurez. Tanto es así, que sirvió de referencia ineludible en el ámbito de la enfermería moderna y de las políticas públicas en materia de salud.

En función de este concepto, creó la teoría del déficit de autocuidado como un área de conocimiento compuesta por las tres subteorías relacionadas entre sí: el autocuidado, el déficit de autocuidado y los sistemas de enfermería.

Esta teoría desarrollada y explicada por Orem llegó a recibir el nombre de "Modelo Orem", y la hizo merecedora de numerosos reconocimientos y publicaciones.

Esta enfermera fue autora de diversas publicaciones. Entre las obras publicadas se pueden destacar: Modelo Orem y Normas prácticas de enfermería. Esta última versa sobre el rol de la enfermería a partir de la práctica. Dicho libro vio la luz por vez primera en el año 1971 y luego fue reeditado durante cinco años, lo cual denota la importancia de esta obra.

Además, su labor intelectual abarcó una diversidad de actividades. Entre estas resaltan talleres, conferencias, artículos de divulgación y artículos científicos. En todos estos divulgó su modelo del déficit de autocuidado.

Con dicho modelo conceptualizó la relación entre persona, cuidado, autocuidado, entorno, sistema de enfermería y salud.
Fueron diversos los reconocimientos que recibió en vida Dorothea Orem, mayoritariamente en el país donde desarrolló su carrera.
Por mencionar algunos, podemos citar que la Universidad de Georgetown le adjudicó el doctorado honorario en Ciencias en 1976. Y en 1980 obtuvo el Premio de la Asociación de Alumnos por la teoría desarrollada.
El 22 de junio de 2007 falleció en Savannah, Giorgia, Estados Unidos, a la edad de 92 años. Dejó como legado una productiva carrera en el área de la salud, no solo desde el punto de vista de la práctica, sino en materia intelectual.
Bibliografía:
1. Naranjo Hernández, Ydalsys y otros (2017). La teoría Déficit de autocuidado: Dorothea Elizabeth Orem.
2. Franco Montoya, Paula A. (2013). Déficit de autocuidado, Dorothea Elizabeth Orem.
3. Lugo Espinosa, Kathie y Cruz, Yanille. Teoría del autocuidado – Dorothea Orem.
4. Gil Wayne, RN (2014). Dorothea E. Orem.

Orlando, Ida Jean (1926-2007) *nació el 12 de agosto de 1926.*
Es considerada una de las primeras líderes enfermeras que identificó y destacó los elementos del proceso enfermero y la especial importancia de la participación del paciente en ese proceso.
En 1947 se diplomó en Enfermería por el New York Medical College, Flower Fifth Avenue Hospital School of Nursing, en Nueva York.
Se licenció en Enfermería de salud pública en el año 1951 en la St. John's University de Brooklyn, Nueva York.
En 1954 consiguió una licenciatura en consulta de salud mental del Teachers College de la Universidad de Columbia.
Mientras realizaba aún sus estudios, Orlando trabajo de forma

intermitente, y a veces simultáneamente con sus estudios, como enfermera obstétrica, enfermera quirúrgica, enfermera de urgencias y en medicina interna.

Trabajo como supervisora en un hospital general. También fue directora adjunta de enfermería, se encargó del servicio enfermero de un hospital general y de dar clases de varios cursos en la escuela de enfermería del hospital.

En 1954 trabajo durante 8 años en la escuela de enfermería de Yale, en New Haven, Connecticut. En Yale, trabajo hasta el 1958 como investigadora asociada e investigadora principal en el proyecto "Integración de los conceptos de salud mental en un plan de estudios". Este proyecto pretendía identificar los factores que influyen en la integración de los principios de salud mental en un plan de estudios de enfermería. Para llevarla a cabo, Orlando observo y participo en las experiencias de estudiantes con pacientes, personal médico y enfermero, y en la enseñanza, con un plan de estudios de pregrado. Recogió datos durante 3 años, y dedico otro año a analizarlos. Los resultados de este estudio aparecieron en su primer libro, "The Dynamic Nurse-Patient Relationship: Functionn Process and Principles of Professional Nursing Practice" (se han publicado bastantes ediciones en diferentes idiomas). Aunque escribió este libro en 1958, no fue publicado hasta 1961. Los resultados que ofrece el libro sirvieron como base para la teoría enfermera de Orlando.

Cuyo objetivo principal consiste en desarrollar "Una teoría de la práctica enfermera eficaz" que definiría un papel diferenciado para las enfermeras profesionales y que proporcionaría una base para el estudio sistemático de la enfermería.

Durante los siguientes 4 años desde 1958 a 1961, como profesora asociada y luego como directora del programa de graduado en enfermería psiquiátrica y de salud mental, Orlando basó el programa de estudios de estas materias en su teoría.

De 1962 a 1972, Orlando trabajo como consejera en enfermería clínica en el McLean Hospital de Belmont, Massachusetts. Mientras ocupaba ese cargo, estudió las interacciones de las enfermeras con los pacientes, entre ellas mismas y con otros miembros del personal. También estudió el efecto de esas interacciones sobre los procesos que las enfermeras utilizaban para ayudar a los pacientes. Orlando convenció al director del hospital de que era necesario elaborar un programa de formación para las enfermeras y luego se implanto un programa de formación basado en su teoría.

En 1972, expuso la experiencia obtenida en 10 años de trabajo en el hospital en su segundo libro: "The Discipline and Teaching of Nursing Process: An Evaluative Study".

De 1972 a 1981, Orlando dió clases, trabajó como consejera y realizó alrededor de 60 talleres de trabajo sobre su teoría en Estados Unidos y Canadá. Asimismo, formó parte del consejo del Harvard Community Health Plan de Boston, Massachusetts, desde 1972 a 1984, y de la comisión hospitalaria del consejo de 1979 a 7985. Desde entonces, ha trabajado realizando diferentes funciones, como en comisiones de admisión, de programas de estudio y de servicios.

En 1981, Orlando aceptó el cargo de enfermera educadora en el Metropolitan State Hospital de Waltham, Massachusetts. Desde 1984 a 1987, ocupó varios cargos en la administración enfermera. En septiembre de 1987, Orlando se convirtió en la directora adjunta de enfermería para la educación y la investigación en el Metropolitan State Hospital.

En 1990, la National League for Nursing (NLN) reimprimió la publicación de Orlando de 1961. En el prólogo de esta edición, Orlando afirma que: si hubiera sido más valiente en 1961, cuando escribí este libro, lo habría presentado como "una teoría del proceso de enfermería" y no como una "teoría de la práctica eficaz de la enfermería".

Se jubiló en el año 1992.

La teoría de Orlando posee una gran valía por su aplicación a la práctica, la investigación, la docencia y la administración enfermera. Y se utiliza en diversas prácticas desde la enfermería psiquiátrica hasta la salud pública. Por ello el número de enfermeras que utilizan su teoría internacionalmente sigue en aumento, en diversos países como en

España, Inglaterra, Alemania, Japón, Suecia, Portugal, Brasil, etc.
Bibliografía:
Ida Jean Orlando (Pelletier). Diccionario Mosby Medicina, Enfermería y Ciencias de la Salud, Ediciones Hancourt, S.A. 1999.

Parse, Rosemarie Rizzo. (1938 – presente) *Nació en Pittsburgh, Pensilvania el 16 de abril de 1938, se graduó en la Universidad de Duquesne en Pittsburgh, y obtuvo su Máster y Doctorado de la Universidad de Pittsburgh. Entre 1983 y 1993, fue profesora y coordinadora del Centro de Investigación en Enfermería de la Universidad de la Ciudad de Hunter College de Nueva York.*
Fue Decana de la Facultad de Enfermería de la Universidad de Duquesne y los diálogos que compartió con los miembros de aquella escuela de pensamiento como Van Kaam y Giorgi estimularon y centraron su pensamiento en las experiencias vividas por los seres humanos, su libertad y participación en la vida. Fue profesora y Presidenta Niehoff en la Universidad Loyola en Chicago desde 1993 hasta 2006. A partir de enero de 2007, ha trabajado como consultora y profesora visitante en la Escuela de Enfermería de la Universidad de Nueva York. También fue consultora en trabajos de Programas de Doctorado en Enfermería, y en otras como en Investigación, Educación, regulaciones y práctica.
Es editora y fundadora de Nursing Science Quarterly, además es fundadora del instituto human be coming. Y Presidenta de Discovery International Inc. Su teoría se basa en que la Enfermería es más bien una ciencia social que natural y su visión de Enfermería se enfocan en el humanismo.
En 1981 desarrolla su teoría del Desarrollo Humano, desafiando a la visión médica tradicional de Enfermería, definiéndola como una ciencia única y básica centrada en la experiencia humana vivida, es la concepción del hombre como un ser biopsicosocial. Sustenta su teoría bajo la ciencia de los Seres Humanos Unitarios desarrollada por Martha E. Rogers y los dogmas fundamentales del pensamiento

existencial-fenomenológico. Su teoría ha sido seleccionada como una guía teórica en diferentes ámbitos como en cuidados agudos, cuidados crónicos o a largo plazo y en la comunidad.
Se trata de una teoría y no un modelo porque sus conceptos e interrelaciones se definen por principios y permanece como una teoría para el futuro, en donde proporciona una perspectiva y un espacio de posibilidades para poder cambiar y crecer profesionalmente desde la perspectiva del desarrollo humano.
A lo largo de su carrera, ha publicado 9 libros y más de 100 artículos y editoriales sobre el campo de la enfermería.
Ha recibido entre muchos, dos Premios a su Trayectoria dadas por la Sociedad de Investigación del Medio Oeste de Enfermería y la Asociación de Asia del Pacífico de América Enfermera Islander. También obtuvo de la Sociedad de Eruditos rogerianos el premio Martha E. Rogers Slinky de oro. Luego, en 2008, recibió el New York Times para Educadores de Enfermería de la concesión del año. Y como distinción, una beca fue creada en su nombre en la Escuela de Henderson de la Universidad Estatal de Enfermería.
Bibliografía:
Raile, A. Martha. Tomey, M. Ann. Modelos y teorías en enfermería. Séptima edición. Barcelona: Elsevier Mosby, 2011 (pág. 503-523).

Pender, Nola. *Nació en la localidad de Lansing, estado de Michigan, Estados Unidos, en 1941. Sus padres, quienes creían firmemente en la formación educativa de la mujer, la apoyaron para que siguiera sus estudios.*
Es una enfermera estadounidense que desarrolló un modelo de promoción de salud. La característica principal de este modelo de prevención es que enfatiza aquellas medidas preventivas que las personas deben tomar para evitar las enfermedades en general.
Pender, que siempre sintió una gran inclinación por la educación y una vocación natural para ayudar a las personas, decidió estudiar enfermería.

En 1964 obtuvo su Licenciatura en Ciencias en Enfermería, en la Universidad Estatal de Michigan, luego recibió su máster de la misma universidad. Se trasladó a la Universidad de Northwestern en Evanston, Illinois, para obtener el doctorado.

Nola Pender se convirtió en una enfermera terapeuta. Posteriormente comenzó a trabajar en su teoría, el modelo de promoción de la salud, en 1972. Esta teoría fue presentada en su libro: "Promoción de la salud en la práctica de enfermería", y ha sido revisada dos veces desde entonces.

Este modelo describe los roles importantes de las enfermeras en ayudar a los pacientes a prevenir enfermedades mediante el cuidado propio y las decisiones inteligentes. Durante su larga carrera, Nola Pender apoyó y sigue apoyando a distintas organizaciones relacionadas con la enfermería, contribuyendo con su tiempo, servicio y conocimiento.

Actualmente está casada con Albert Pender, un profesor y economista de quien tomó el apellido. La pareja tiene dos hijos y su lugar de residencia sigue siendo el estado de Michigan.

Durante su carrera en la Universidad Estatal de Michigan por más de 40 años, Pender instruyó a sus estudiantes en los niveles de pregrado y postgrado. Fue mentora de muchos becarios postdoctorales.

También tenía un interés activo en la investigación y realizó muchos estudios sobre su modelo de promoción de la salud con adolescentes y adultos.

Junto con su equipo de investigación, Pender desarrolló el programa "Chicas en movimiento". Este estudia y mide los resultados de la intervención a través de la cual se busca ayudar a los jóvenes a implementar estilos de vida activos. De manera simultánea, se lucha contra el modelo de vida sedentario.

Pender es ahora una profesora emérita de la Universidad Estatal de Michigan. Desde su retiro como profesora activa, tiene una gran demanda como consultora para la investigación de la salud tanto a nivel nacional como internacional.

También se desempeña como profesora distinguida de Enfermería en la Escuela de Enfermería de la Universidad de Loyola, en Chicago,

Illinois. Además de las seis ediciones de su libro, Pender ha escrito muchos artículos para textos y revistas.

Desde 1962 ha sido miembro de la Asociación Estadounidense de Enfermeras. Es cofundadora de la Sociedad de Investigación de Enfermería del Medio Oeste, de la que fue su presidenta de 1985 a 1987. También se ha desempeñado como fideicomisaria de su fundación desde 2009.

Además de ser líder de la Academia Estadounidense de Enfermería desde 1991 hasta 1993, también fue miembro de la junta de directores de la organización Research America de 1991 a 1993. Además, fue miembro del Grupo de Trabajo de Servicios Preventivos de los Estados Unidos de 1998 a 2002.

Su Teoría: El modelo de promoción de la salud fue diseñado por Pender para ser una contraparte complementaria de los modelos de protección de la salud ya existentes.

Define la salud como un estado dinámico positivo en lugar de simplemente la ausencia de enfermedad. La promoción de la salud está dirigida a aumentar el nivel de bienestar del paciente, describiendo la naturaleza multidimensional de las personas mientras interactúan dentro de su entorno para buscar el bienestar.

El modelo de Pender se centra en tres áreas:

– Características y experiencias individuales.
– Cogniciones y afectos específicos del comportamiento.
– Resultados conductuales.

<u>*Características y experiencias individuales:*</u> *La teoría señala que cada persona tiene características y experiencias personales únicas que afectan a sus acciones posteriores.*

El conjunto de variables para el conocimiento y el afecto específicos del comportamiento tiene también, un importante significado motivacional. Las variables pueden modificarse a través de acciones de enfermería.

El comportamiento de la promoción para la salud es el resultado conductual deseado. Estos comportamientos se deberían dar como resultado una mejor salud, una mejor capacidad funcional y una mejor calidad de vida en todas las etapas del desarrollo.

La demanda conductual final, también está influenciada por la demanda y aquellas preferencias competitivas inmediatas, que pueden desbaratar las acciones previstas para promover el bienestar.

<u>*Cogniciones y afectos específicos del comportamiento*</u>*: Aquellos factores personales se clasifican en biológicos, psicológicos y socioculturales. Estos factores son predictivos de un comportamiento determinado y están guiados por la naturaleza del comportamiento objetivo que se está considerando.*

Los factores personales biológicos incluyen variables tales como el índice de masa corporal por edad, la capacidad aeróbica, la fuerza, la agilidad o el equilibrio.

Los factores psicológicos personales incluyen unas variables como la autoestima, la autoevaluación personal, la percepción del estado de salud y la definición de salud.

Los factores personales socioculturales toman en cuenta factores como la etnicidad racial, la cultura, la educación y el estatus socioeconómico.

Las influencias situacionales son percepciones personales y cognitivas que pueden facilitar o impedir el comportamiento. Incluyen las percepciones de las opciones disponibles, así como las características de la demanda y las características estéticas del entorno en el que se propone la promoción de la salud.

<u>*Resultados conductuales*</u>*: Dentro del resultado conductual existe un compromiso con un plan de acción. Es el concepto de intención e identificación de una estrategia planificada que conduce a la implementación del comportamiento de salud.*

Las demandas en competencia son aquellas conductas alternativas sobre las cuales las personas tienen bajo control. Sucede porque existen contingencias cotidianas, tales como responsabilidades laborales o de cuidado familiar.

El comportamiento de promoción de la salud es el resultado final o de acción dirigido a lograr un resultado de salud positivo, el bienestar óptimo, la realización personal y la vida productiva.

En resumen, la teoría toma en cuenta la importancia del proceso social y cognitivo, así como la relevancia que estos tienen en la conducta del individuo, y cómo todo esto afecta la promoción de la salud en la persona.

Bibliografía:
1. Aristizábal, Gladis (2011). El modelo de promoción de la salud de Nola Pender. Una reflexión en torno a su comprensión. Universidad Nacional Autónoma de México.
2. Cid P, Merino JM, Stiepovich J. Factores biológicos y psicosociales predictores del estilo de vida promotor de salud. Revista Médica de Chile (2006).
3. Cisneros F. Teorías y modelos de enfermería. Universidad del Cauca (2016).
4. Salgado, Flor. Cuidado del adulto mayor autovalente desde el modelo de Nola J. Pender. Universidad Católica Santo Toribio de Mogrovejo, Escuela de postgrado, (2013).

Peplau, Hildegard. (1909 – 1990) *Fue considerada como "la enfermera del siglo XX" y como "madre de la enfermería psiquiátrica" debido a los notables aportes teóricos que dejó en la disciplina.*

Desde 1952, sus teorías han servido como contribución en el desarrollo de la Enfermería moderna y, además, como base de estudio para profesionales y potenciales investigaciones en el ámbito psicoterapéutico y de la salud mental.

Nacida en el año 1909, en Reading, Pennsylvania, Peplau obtuvo una formación educativa basada en la psicología, enfermería y psiquiatría en institutos como el Hospital School of Nursing, Bennington College y Teachers College, Columbia University.

Posteriormente, su desarrollo profesional la llevó a ser supervisora en el Hospital de Pottstown; Jefa de Enfermería en Bennington y ejerció labores en el Cuerpo de Enfermeras del Ejército.

También se convirtió en directora ejecutiva de la American Nurses Association, donde un año después asumió la presidencia, y realizó actividades en diversos centros de enfermería psiquiátrica mientras que también llevaba a cabo investigaciones teóricas y ejercía la docencia.

Su Teoría de las relaciones interpersonales: La innovación en el campo de la enfermería moderna y la aplicación de conceptos teóricos de otros autores como Sigmund Freud, Abraham Maslow, Harry Sullivan y Neal Miller, lograron que Peplau desarrollase su propia teoría de enfermería psicodinámica basada en las relaciones interpersonales entre los pacientes y los profesionales de la enfermería.

El progreso de dicha teoría se basó en el estudio de otras obras importantes sobre la conducta humana y el funcionamiento de la psique. Además, las ideó con sus propias experiencias personales y profesionales dentro de su campo laboral.

En su obra "Interpersonal Relations in Nursing" (Relaciones Interpersonales en Enfermería), explica cómo la interacción entre pacientes y enfermeros debe fusionarse a través de la cooperación para hallar el equilibrio que brindará salud, bienestar y la mejora del estado físico y psíquico.

Según Peplau, la correlación entre paciente y enfermera se da en cuatro fases que tienen como objetivo el desarrollo personal de ambos en diferentes entornos.

La primera fase se denomina "orientación", momento en que el paciente presenta un estado de incomodidad y necesita apoyo de un profesional de la enfermería, quien le ayudará a entender lo que ocurre.

La segunda fase es la "identificación". En este punto el paciente reconoce la necesidad de ayuda y colabora con quienes le brindarán apoyo; mientras que el profesional de enfermería hace el diagnóstico y establece un plan de acción.

La tercera fase es la de "explotación" o "aprovechamiento". Se refiere a cuando el plan de cuidados del profesional de enfermería se aplica de manera efectiva y el paciente hace uso de los servicios, colabora y se beneficia de ellos.

Por último, llega la fase de "resolución", etapa en la cual los objetivos empiezan a lograrse positivamente y de manera progresiva y, además, *la relación entre paciente y enfermera se va haciendo independiente.*

El desarrollo de las fases explicadas por Peplau fue adoptado de manera generalizada por la comunidad de la enfermería, ya que ofrece un método factible y constituye un modelo basado en teoría y práctica que promueve una relación de dependencia necesaria para hallar soluciones a una necesidad insatisfecha.

<u>*Las Funciones de la Enfermería*</u>*: Peplau, además de su reconocida teoría, también describió 6 funciones de la enfermería que ocurren en la práctica de interacción con el paciente.*

El extraño: Inicialmente, el paciente observa a la enfermera como un desconocido y la relación debe tratarse con el respeto, buscando el conocimiento de detalles que ayudarán posteriormente a la cooperación de ambos.

Persona recurso: La enfermera ofrece respuestas al problema del paciente y brinda explicaciones sobre el plan de cuidados a seguir para dar soluciones.

El docente: En esta función se mezclan dos tipos de aprendizajes: instructivo, que se basa en el conocimiento a través de informaciones por diferentes medios; y el aprendizaje experimental, basado en las actividades prácticas que se realizan como parte del plan de cuidados ofrecido por la enfermera.

El conductor: Es una de las funciones en las que mayormente se aplica la teoría de cooperación y relación interpersonal entre paciente y enfermera, ya que ambos deben participar activamente en pro de los objetivos planteados al inicio de la relación.

El sustituto: Para el paciente, la enfermera se convierte en una suplente de alguien a quien recuerda con similitud. En este punto la enfermera debe ayudar a crear diferencias y se da una relación de dependencia e independencia entre ambos.

El consejero: Para Peplau, es la función más importante de la relación, ya que es cuando la enfermera insiste en dar respuestas y observaciones de la realidad, de la situación actual al paciente, con el objetivo de ayudarlo a comprender lo que sucede y pueda superar sus necesidades.

La enfermera del siglo: Si bien la teoría de Hildegard Peplau fue pionera para el momento, algunas de sus aportaciones teóricas no fueron bien percibidas en los primeros años de su publicación.

Se cuestionó la idea del aprendizaje experiencial entre pacientes y enfermeras, y otros investigadores disintieron con respecto al método de las 6 funciones de la Enfermería, especialmente con el rol de la "sustituta".

Sin embargo, la aplicación de su teoría se expandió en el campo profesional de la enfermería debido a que promueve un conglomerado de teorías conductuales, sociales y psicoterapéuticas que juntas buscan dar solución a una necesidad insatisfecha, a través de la cooperación, la motivación y el desarrollo personal.

Por eso, actualmente el modelo de Peplau forma parte de los estudios de Enfermería en diversos institutos del mundo y continúa siendo un referente para investigaciones y trabajos psicoterapéuticos.

"La enfermera del siglo" falleció el 17 de marzo de 1990 en Sherman Oaks, California. Fue agregada al Salón de la Fama de la American Academy of Nursing en el año 1994.

Posteriormente, en 1995 figuró en la lista de las 50 grandes personalidades americanas y en 1997 fue galardonada en el ICN Quadrennial Congress con el premio Christiane Reimann, considerado el máximo honor en Enfermería.

Bibliografía:
1. *Bibliografía y aportaciones de Hildegard Peplau a la Enfermería Psiquiátrica.* (26 de enero de 2018). Obtenido de revista-portalesmedicos.com.
2. *Hildegard E. Peplau.* (28 de abril de 2018). Obtenido de ambitoenfermeria.galeon.com.
3. *Hildegard Peplau Theory.* (24 de abril de 2016). Obtenido de nursing-theory.org.
4. *Modelo de Hildegarde Peplau.* (20 de octubre de 2010).

Richards, Linda. (1841 - 1930) *Nació el 27 de julio de 1841, en Potsdam, Nueva York. Fue la primera enfermera* *estadounidense profesionalmente entrenada y titulada. Estableció programas de capacitación en Enfermería en los Estados Unidos y Japón, y creó el primer sistema para mantener registros médicos individuales de pacientes hospitalizados.*

En 1845 con sólo cuatro años, se mudó con su familia a Wisconsin, donde poseían algunas tierras. Sin embargo, su padre el predicador Richards, murió de tuberculosis apenas unas semanas después de llegar allí, y la familia pronto tuvo que regresar a la casa de sus abuelos en Newbury, Vermont. Compraron una pequeña granja a las afueras de la ciudad y se establecieron allí. Su madre, también contrajo la tuberculosis, y con sólo 13 años, cuidó de su madre hasta su muerte por la misma enfermedad en 1854.

Su experiencia con los cuidados de su madre moribunda despertó su interés por la enfermería. Aunque en 1856, a la edad de quince años, Richards ingresó a la Academia St. Johnsbury durante un año para convertirse en maestra, y de hecho enseñó durante varios años, pero nunca fue verdaderamente feliz en esa profesión.

En 1860, ella conoció a George Poole, con quien ella se comprometió. No mucho después de su compromiso, Poole se unió a los Green Mountain Boys y se fue de casa para luchar en la Guerra Civil Americana. Fue gravemente herido en 1865, y cuando regresó a su hogar, ella lo cuidó hasta su muerte en 1869.

Inspirada por todas estas pérdidas personales, se mudó a Boston, Massachusetts para convertirse en enfermera. Su primer trabajo fue en el Boston City Hospital, donde casi no recibió capacitación de enfermera y donde fue sometida a un exceso de trabajo casi de criada. Ella dejó el hospital después de solo unos tres meses, pero no se desanimó por sus experiencias allí. En 1872, Linda Richards se convirtió en la primera estudiante en inscribirse en la clase inaugural de cinco enfermeras en la primera escuela de capacitación de enfermeras estadounidenses. Esta escuela pionera fue dirigida por la Dra. Susan Dimock, en el New England Hospital for Women and Children en Boston.

Linda nos describe así su entrenamiento de enfermería: "Nos levantamos a las 5.30 am y salimos de las salas a las 9 pm para ir a nuestras camas, que estaban en cuartos pequeños entre las salas. Cada enfermera cuidaba a sus seis pacientes, tanto durante el día como de noche. Muchas veces me levanté nueve veces en la noche, muchas veces no me dormía antes de que llegara la siguiente llamada. No teníamos salidas nocturnas ni horas de estudio o recreación. Cada segunda semana estábamos fuera de servicio una tarde de las dos a las cinco. No se dio ninguna asignación mensual durante tres meses".

Fue la primera en graduarse un año más tarde en 1973, se mudó a la ciudad de Nueva York, donde fue contratada como supervisora nocturna en el Bellevue Hospital Center. Mientras trabajaba allí, ella creó un sistema para mantener registros individuales para cada paciente, que iba a ser ampliamente adoptado tanto en los Estados Unidos como en el Reino Unido. Consciente de lo poco que todavía sabía cómo enfermera, Linda comenzó su búsqueda para adquirir más conocimientos y luego transmitirlos a otros mediante el establecimiento de escuelas de formación de enfermeras de alta calidad.

Al regresar a Boston en 1874, fue nombrada superintendente de la Escuela de Capacitación de Boston para enfermeras. Aunque el programa de capacitación de la escuela tenía solo un año de prácticas en ese momento, estaba bajo amenaza de cierre debido a una administración deficiente. Sin embargo, ella mejoró el programa hasta tal punto que pronto fue considerado como uno de los mejores de su tipo en el país.

En un esfuerzo por mejorar sus habilidades, asistió a un programa de formación de enfermeras, intensiva, de siete meses en Inglaterra en 1877. Se formó en virtud de Florence Nightingale (quien creó una escuela de formación para las enfermeras) y era una visitante residente en aquel Hospital de St. Thomas y King's College Hospital en Londres, y posteriormente en la Royal Infirmary of Edinburgh.

A su regreso a los Estados Unidos con los más cálidos deseos de Nightingale, Richards fue pionera en la fundación y la superintendencia de escuelas de formación de enfermería en todo el país. Su rigor y su efectividad la llevaron incluso a viajar a Japón en 1885 donde ella ayudó a establecer el primer programa de formación de enfermeras de Japón. Supervisó la escuela en el Hospital Doshisha en Kyoto durante unos cinco años, dando a conocer sus experiencias y poniéndolas en práctica.

Cuando regresó a los Estados Unidos en 1890, trabajó como enfermera durante otros veinte años mientras ayudaba a establecer instituciones especiales para personas con enfermedades mentales. Fue elegida como la primera presidenta de la Sociedad Americana de Superintendentes de Escuelas de Capacitación, y también ejerció como Jefa de la Sociedad de Enfermeras Visitantes de Filadelfia. Se retiró de la enfermería en 1911, a la edad de setenta años.

Escribió un libro sobre sus experiencias, "Reminiscencias de Linda Richards" (1911), que se volvió a publicar en 2006 como la primera enfermera capacitada de Estados Unidos.

Richards sufrió un grave ataque de apoplejía en el 1923, y fue hospitalizada hasta su muerte el 16 de abril de 1930, en Boston, Massachusetts a los 88 años de edad.

Richards fue incluida en el Salón de la Fama de la Mujer en Estados Unidos desde 1994.

Fue una de las madres de la enfermería moderna.

Bibliografía:

Mary Ellen Doona, *Linda Richards y la enfermería en Japón, 1885-1890*, Nursing History Review (1996) Vol. 4, pp 99-128.

Riehl-Sisca, Joan. *Nació en Davenport, Iowa, pero pasó la mayor parte de su infancia en un suburbio de Chicago, asistió a la Universidad de Illinois, fue una teórica de Enfermería que presentó su teoría acerca del interaccionismo simbólico en su libro de Riehl y Hermana Callista Roy, "Conceptual Models for Nursing" (1980). El modelo de interacción de Riehl emplea el modelo de enfermería en la ejecución de la asistencia de enfermería.*

Coordinadora del programa de Licenciatura en enfermería. India

University of Pennsylvania en India, Pennsylvania, EE.UU.
Interaccionismo simbólico. Teoría que conforma la escuela de la interacción. Abordó la asociación de personas, actos sociales, interasociaciones, el mi, el yo (autoconcepto), inversiones de roles y rol de enfermo, las distintas teorías, terapias y disciplinas que puede emplear enfermería para poder planificar e implementar intervenciones eficaces. Dentro de las teorías que empleó para el ejercicio terapéutico de enfermería se encuentra: teoría rogeriana, transaccional, biológica, de la Gestalt, psicoanalítica, de la realidad, sociológica, de la crisis, del esfuerzo.
Su teoría es una síntesis de los trabajos de Mead, Rose y Blumer. Explicó las relaciones en enfermería basadas en la comunicación e inspirada en la sociología.
Para Riehl la persona es un ser capaz de actuar individual y colectivamente en respuesta al significado de los objetos que constituyen su mundo.
Con base en la aplicación del modelo del interaccionismo simbólico enfermería va construyendo el significado y el sentido de las situaciones sociales, considera a la conducta no como una respuesta automática a los estímulos de origen externo, sino como una construcción subjetiva sobre uno mismo, sobre los otros y sobre las exigencias sociales que se producen en las situaciones de la vida cotidiana.
Define el rol del enfermo como la posición que asume una persona cuando se siente enferma. La forma en que un individuo percibe la salud y la enfermedad emocional, física y espiritual. Así, cada persona vivirá la experiencia de salud-enfermedad de manera diferente y esto condicionará el significado que proporcione experiencias.
Riehl sugiere enfatizar en una adecuada evaluación e interpretación de las acciones de los pacientes que son atendidos y observados por la enfermera, quien evalúa y predice la naturaleza del paciente y su comportamiento, se mantiene más pendiente a partir de la interacción con la familia en el tratamiento del paciente. Este concepto permite a la enfermera para evaluar y responder más adecuadamente a la conducta de un paciente, el deber de respetar la dignidad de las

personas.

El componente principal de la teoría de Rihel-Sisca es la comunicación a través de la interacción con el paciente, aunque la principal fuente de intercambio es verbal, la comunicación no verbal sería de una gran importancia en la interacción con los pacientes. Otro componente sumamente importante de la teoría de Riehl es la interacción con la familia del paciente.

Enseñó en la Universidad Estatal de California, donde reside y en los últimos años trabajó en un proyecto estatal de investigación.

Bibliografía:

Riehl-Sisca J. Interaccionismo simbólico. En: Marriner Tomey A, Raile Alligood M. Modelos y teorías en enfermería. 4ª ed. Barcelona: Harcourt Brace; 1998. p. 375-85.

Riehl-Sisca J, Roy C. Conceptual models for nursing practice. 2ª ed. New York: Appleton-Century-Crofts; 1980.

Rockstroh Edna C. (1899-1982) *Nació en el año 1899 en Nueva York. Fue una Enfermera de salud pública, durante 47 años en Europa y los Estados Unidos. Trabajó por la influencia de Breckinridge, para el Servicio de Enfermería de Frontier en el condado de Leslie, Virginia, montando a caballo diariamente para cuidar de las familias de los Apalaches.*

Edna Rockstroh conoció a Mary Breckinridge durante el servicio de socorro en Francia después de la Primera Guerra Mundial. Durante su entrenamiento de partería en Londres, se le informó de los planes de Breckinridge para lo que más tarde se convertiría en el Servicio de Enfermería de Frontera (FNS). Rockstroh describió su viaje desde Lexington a la estación de ferrocarril en Krypton y luego el viaje de veinte millas a caballo hasta una misión en Wooton. Ella permaneció en el FNS hasta 1927, cuando la bronquitis crónica la obligó a abandonar la organización y trasladarse a California.

Así pues, en 1937 se fue a California, donde siguió su carrera en los campamentos para aquellos trabajadores migratorios. John Steinbeck,

reuniendo información para su novela de la Depresión, "The Grapes of Wrath", pidió permiso en ese momento para acompañar a la señorita Rockstroh en sus rondas. Ella rechazó la solicitud porque, dijo, a los migrantes, cuya confianza había ganado, no mostraban ningún interés, en que se escribiera sobre ellos.
Ella nos mostró a la tuberculosis como uno de los problemas de salud más graves en el área del Condado de Leslie.
Falleció el 27 de febrero de 1982 a los 83 años, en su casa de Santa Cruz, en California.
Bibliografía:
The Nurse-Midwife (pp. 159-164). Edna C. Rockstroh. The American Journal of Nursing. Published by: Lippincott Williams & Wilkins; Vol. 27, No. 3, Mar., 1927.

Rogers, Martha Elizabeth. (1914 – 1994) *Enfermera, investigadora, teórica y autora estadounidense, que nació en Dallas en el estado de Texas, en Estados Unidos un 12 de mayo del año 1914. Su familia se mudó a Knoxville, en el estado de Tennessee, poco después de su nacimiento. Comenzó sus estudios universitarios en la Universidad de Tennessee, estudiando pre-medicina durante los años 1931 al 1933 cuando se retiró debido a la presión que la medicina no era una carrera adecuada para una mujer. Posteriormente se diplomó en enfermería en la escuela de Enfermería del Knoxville General Hospital en 1936. Y al año siguiente completó su Licenciatura en enfermería de salud pública en George Peabody College en Nashville, Tennessee.*
Logró convertirse en una referente en la materia como consecuencia no solamente de su labor profesional sino también por sus estudios, sus investigaciones y formulaciones teóricas que serían sin lugar a dudas fundamentales para delinear un modelo de trabajo que no se propone actuar exclusivamente en la curación sino también en la prevención y en la contención saludable de los pacientes, contemplando siempre al entorno.
Se especializó en la Enfermería de Salud Pública, trabajando en

Michigan, Connecticut, y Arizona, donde estableció Visiting Nurse Service de Phoenix, Arizona. Continuó sus estudios, recibiendo un Máster en Enfermería de Salud Pública del denominado Teachers College, Universidad de Columbia en 1945, y en 1952 y un Sc.D. en 1954, ambos de Johns Hopkins School of Public Health. Entre 1952 y 1975, fue profesora y Jefe de la División de Enfermería en la Universidad de Nueva York, que luego fue reconocida como Profesora Emérita en 1979. Tras su retiro en 1975, Rogers continuó enseñando en la Universidad de Nueva York.

Es conocida por el desarrollo de "Science of Unitary Human Beings" y su libro de referencia es "An Introduction to the Theoretical Basis of Nursing" en 1970. Anteriormente publicó en 1961, Educational Revolution in Nursing y posteriormente en 1964, "Reveille in Nursing". Y más de 200 artículos, y con múltiples conferencias dadas tanto a nivel nacional como internacional.

Las Bases teóricas que influyeron en su modelo fueron: La Teoría de los Sistemas y la Teoría física: Electrodinamismo. Que involucró un cambio drástico en la concepción que existía hasta ese momento en el plano de los cuidados que se brindaba desde la enfermería, que era mucho más reducida y simplista, ella le aportó complejidad al tema pero con ello se ganó en el avance hacia el desarrollo y la concepción de la Enfermería como una auténtica Ciencia.

Su teoría: "el concepto unitario del ser humano". Fundamentada en ciencias tan dispares como la física, la literatura, las matemáticas y la filosofía, desde la Teoría de la Relatividad de Einstein a la Sociología. La teoría enfermera indica que el marco conceptual de Rogers ha sido utilizado en varios estudios sirviendo de base a la investigación. Ha sido utilizado por Newman, Parse y otras personas de nuestra ciencia, de la que fue una mujer visionaria que logró transmitir una gran aportación a nuestra disciplina enfermera.

Falleció el 13 de marzo del año 1994, a los 79 años de edad, y fue enterrada después en Knoxville, Tennessee. En 1996, fue investida póstumamente a la Asociación Americana de Enfermeras en el Salón de la Fama.

Bibliografía:
Raile Alligood M. Seres humanos unitarios. Gunther M 2015. p. 213-31.
Marriner A, Raile M. Modelos y teorías en enfermería. 5th ed. Ciudad de México: Editorial Mosby; 2003.
De enfermería en el espacio: Fundamentos teóricos y aplicaciones prácticas potenciales dentro de la ciencia de Rogers. Visiones: La Revista de Ciencias de la Enfermería de Roger; 2013.
Cambio de paradigmas en epidemiología: Ponerse al día con Martha Rogers. Visiones: La Revista de Ciencias de la Enfermería de Roger; 2012.
Fawcett J. Evolución de la Ciencia Única de seres humanos: el sistema conceptual, el desarrollo de la teoría y las metodologías de investigación y de práctica. Visiones: La Revista de Ciencias de la Enfermería de Roger; 2015.
Paula M. La ciencia de los seres humanos unitarios sigue floreciendo. Karnick. 2014; 27(1):29.

Roper, Nancy. (1918-2004) *Nació en el Reino Unido el 29 de Septiembre del 1918 en Wetheral, Cumberland. Despues de terminar el programa general de educación abandonó su centro de enseñanza en 1936 e inició estudios de tres años en un Hospital de niños, donde obtuvo el título de enfermera especializada en cuidados infantiles (Registered Sick Children's Nurse RSCN).*
En esta época se afilió a la Asociación de Estudiantes del Royal College Of Nursing. Realizó un programa de formación para Enfermería con el título de Registered General Nurse (RGN). Fue llamada al servicio militar recortando así sus opciones profesionales, pero en el servicio militar tenía puesto de docente.
Después de dos años reanudo su carrera profesional y ocupo múltiples destinos en enfermería hasta ejercer como enfermera Jefe.
En 1950 Obtuvo el Teaching Diploma por la Universidad de Londres donde ejerció docencia durante quince años. En éste período

actúo como examinadora para el general Nursing Coucil y logró una subvención para investigar sobre la formación de las enfermeras en los Estados Unidos y Canadá. En esos años edito los diccionarios (un diccionario de enfermería y un diccionario de bolsillo), "Churchill Livingstone Nurses Dictionary" y "Chuchill Livingstone Pocket Medical Dictionary". Sus escritos de estos períodos se reunieron en un libro que integraba diversos temas, titulados "Man's Anatomy, Physiology, Health and Environment" (Anatomía, Fisiología, Salud y Ambiente del Hombre).

En 1963 se convirtió en profesional autónoma y se dedicó a la creación de libros, siendo la primera enfermera británica que adoptó una decisión semejante el elegir entre docencia y la escritura.

Durante más de treinta años ha tenido el privilegio de poder pasar el tiempo leyendo, escribiendo y reflexionando sobre enfermería como observadora del siempre cambiante panorama del ejercicio profesional, la edición, administración e investigación.

En 1967 publicó la primera edición de su obra "Principles Of. Nursing" (Principios de enfermería), en 1988 presentó su cuarta edición donde cambió el título por "Principles Of Nursing in process contex".

En 1970 fue nombrada miembro de la Universidad de Edimburgo, lo que aprovecho para realizar un Master en Filosofía en esa Universidad. Con tal motivo se dedicó a investigar el núcleo de los cuidados de la Enfermería que requieren aquellos pacientes con independencia de donde se encontraran los mismos, definió ésta labor central de la enfermería y diseño un modelo vital y un modelo de enfermería derivado del mismo. La monografía donde se recogen todas estas investigaciones fué titulada "Clinical Experience in Nurse Education" que se publicó en 1976.

Entre 1974 y 1978 Roper sirvió en el Scottish Home and Heatth Departament, como Directora de Investigación en Enfermería. Aquí fue donde le permitieron poder emprender acciones a corto plazo encomendada por la Organización Mundial del a Salud (OMS). En su oficina Europea de Copenhaque y en la oficina del mediterráneo

Oriental en Alejandría; lo que confirmó una dimensión Internacional para su experiencia profesional.

Junto con Winifred Logan y Alison Tierney fué una de las creadoras de un modelo de atención de las actividades de la vida, desarrollado en la Universidad de Edimburgo.

En esa época mantiene su colaboración con Logan y Tirney para depurar el modelo de enfermería basado en el modelo vital, más conocido por las iniciales de sus autoras R/L/T (Roper, Logan y Tirney). El objetivo de estos es apoyar la práctica en un cuerpo común de conocimientos de enfermería que podría estructurarse con ayuda del marco conceptual de las actividades vitales.

Desarrolló un Modelo de Enfermería basado en el modelo de vida, con los siguientes fundamentos básicos:

- La vida se describe como una mezcla de Actividades Vitales.
- Lo propio del individuo viene marcado por como realiza estas actividades.
- El Ser Humano es valioso en todas sus fases de la vida, y va siendo progresivamente más independiente hasta ser adulto.
- La dependencia que pueda tener una persona no limita su dignidad.

Roper refiere que "Hay unos factores que influyen en el conocimiento, actitudes y conducta del individuo: como son los biológicos, psicológicos, socioculturales, ambientales y político-económicos".

La teoría es todo un método lógico, en el que Roper aplicó así, la lógica inductiva partiendo de la observación de las situaciones asistenciales y de su análisis para poder desarrollar los enunciados teóricos.

Este modelo ha sido utilizado por numerosos centros, aunque también tuvo críticas negativas. La primera edición del libro en el que se explica este modelo fue en 1980, y entonces la expresión sexual era tabú en el Reino Unido, ahora las cosas han cambiado y se habla de ello con total libertad. En la segunda edición se presentaron una serie de factores; como el ejercicio personal (el modelo de enfermería puede ser utilizado por las enfermeras de cualquier especialidad y aplicado a cualquier paciente), formación e investigación.

Falleció el 5 de octubre de 2004 en Edimburgo, (Escocia).
Bibliografía:
Alligood Raile M., Marriner Tomey A. Modelos y teorías en enfermería. Barcelona: Elsevier, 2015.
Roper, N., Logan, W. W., & Tierney, A. J. The Roper-Logan-Tierney model of nursing: Based on activities of living. Edinburgh: Churchill Livingstone, 2000.

Roy, Callista. *Nació el 14 de octubre de 1939 en los Ángeles California, de una familia muy creyente, la influencia de su madre, enfermera titulada, fue fundamental en su carrera posterior, aún muy joven, con solo 14 años, entró a trabajar en un hospital, aunque en el departamento de las comidas. Pronto cambió su cometido, siendo ascendida a ayudante de enfermería. Durante esa época decidió ingresar como monja en la congregación Hermanas de San José de Carondelet, y estudio enfermería en 1963 en Mount Saint Mary´s College en su misma ciudad y luego en 1966 realizó un master en Enfermería en la Universidad de California.*
Cuando comenzó a trabajar como enfermera de pediatría, observo la gran capacidad de recuperación que tenían los niños y su capacidad para adaptarse a cambios fisiológicos y psicológicos importantes, lo cual le afectó de tal manera que lo consideró como todo un marco conceptual para la enfermería.
Durante el periodo 1964-1966 comenzó a trabajar en el concepto básico de su modelo basándose en el trabajo de Harry Helson en psicofísica e influenciada por la capacidad de los niños a adaptarse al cambio.
A lo largo de 1968 puso en marcha su modelo y lo presento por primera vez en 1970 en un artículo publicado en la Nursing Outlook, titulado "Adaptation: A Conceptual Framework for Nursing" y en 1976 publico "Introduction to Nursing: An Adaptation Model", en 1984 publico nuevamente una versión revisada de su modelo.
Más tarde inicio un Máster en Sociología en el año 1973 y un

Doctorado en lo mismo en el año 1977 en la Universidad de California. Mientras cursaba su máster le pidió a Dorothy E. Johnson que desarrollaran un modelo conceptual de enfermería.

Sor Callista puso en marcha su modelo en el año 1968, y este se presentó por primera vez en el año 1970 en un artículo publicado en la Nursin Outlook fot Nursing. El objetivo de su modelo es: "Que el individuo llegue a un máximo nivel de adaptación y evolución", se centra en la adaptación del hombre, y que los conceptos de persona, salud, enfermería y entorno están relacionados en un todo global. Fue profesora en diversas Universidades.

Desde 1983 a 1985 trabajó como enfermera clínica especialista en neurología en la Universidad de California, San Francisco.

Realizó un gran número de libros, capítulos y artículos, los cuales los publicó periódicamente, también impartió numerosas conferencias y talleres centrados en su teoría de la adaptación.

En el año 1981 recibe el premio "National Founder´s Award for Excellence in Fostering Professional Nursing Standards".

Fue admitida como miembro de la American Academy of Nursy en 1978.

En el año 2007 fue reconocida por la American Academy of Nursy como una Living Leyend.

Es una teórica muy respetada como Enfermera, Escritora, Profesora, Investigadora y Docente que actualmente ocupa el cargo de Profesora y teórica de la Enfermería en la Escuela de Enfermería de Boston College en Chestnut Hill, Massachusetts y realiza conferencias constantemente. Sus últimas investigaciones estuvieron centradas en los efectos de las intervenciones en la recuperación de las capacidades cognitivas después de una lesión leve en la cabeza.

Sanger, Margaret. (1879 – 1966) *Nació el 14 de septiembre de 1879, en Corning, Nueva York. Fue una enfermera y feminista estadounidense, activista a favor de la prevención del embarazo y fundadora, en 1921, de la Liga americana para el control de la natalidad. Dicha Liga se convirtió durante 1942 en la Federación*

Americana para la Planificación Familiar, que, junto con otras asociaciones similares de numerosos países, contribuyó a crear en la India, en 1952, la Federación Internacional de Planificación Familiar de la que fue presidenta hasta 1959.

Sanger, nacida como Margaret Louise Higgins, fue la sexta de once hermanos. Su padre y su madre fueron Michael Hennessey Higgins, un albañil librepensador irlandés, y Anne Purcell Higgins, una trabajadora católica también irlandesa de nacimiento. La madre de Margaret, Anne, junto con sus padres emigraron a Canadá cuando aún era una niña, debido a toda la Gran hambruna irlandesa, estableciéndose posteriormente en Nueva Jersey. Su padre, Michael Hennessey Higgins emigró a los 14 años a EE.UU. y sirvió en el ejército durante la Guerra Civil Americana o Guerra de Secesión, si bien tuvo que esperar a cumplir 15 años para alistarse como tamborilero en la Twelfth New York Volunteer Cavalry. Después de dejar el ejército, estudió medicina y afines, pero al final optó por convertirse en un cantero, tallando ángeles de piedra, santos y lápidas. Michael Hennessey era un católico que se convirtió en un ateo y un activista por el sufragio femenino y la educación pública gratuita. La madre de Margaret, Anne Higgins estuvo embarazada hasta en 18 ocasiones (teniendo 11 nacimientos vivos) durante 22 años antes de su muerte a la edad de 49 años.

Sanger pasó gran parte de su juventud ayudando con las tareas del hogar y el cuidado de sus hermanos menores. Con el apoyo de sus dos hermanas mayores, Margaret Higgins asistió al Claverack College y el Instituto Río Hudson. En 1900 se matriculó en el Hospital White Plains como funcionaria en prácticas de enfermería, trabajo que abandonó en 1902 cuando contrajo matrimonio con el arquitecto William Sanger, que además era un anarquista más firmemente contrario que su padre a todo tipo de religión organizada. A pesar de la tuberculosis recurrente que padeció, Margaret Sanger dio a luz tres hijos junto a su esposo, disfrutando de una vida tranquila en el Condado de Westchester Nueva York.

Durante éste tiempo participó en debates en círculos radicales y se puso *en contacto con el movimiento por el control de la natalidad. También fue introducida al movimiento del amor libre por Emma Goldman. Al final de este período abandono estos círculos para dedicarse al trabajo de enfermería. A finales de 1912, presenció cómo una mujer fallecía a causa de un aborto inducido. Empezó a dedicarse a la difusión del control de la natalidad, y pronto a la defensa del "amor libre". A finales de 1914 escribe a William dando "por finalizada una relación de más de doce años". Tres años más tarde le pediría el divorcio.*

En 1914 fundó y comenzó la publicación de una revista femenina titulada "La mujer rebelde" (The Woman Rebel) en la que, bajo el lema "Sin dioses ni maestros" defendió la anticoncepción. En ella Sanger clamaba contra los males del capitalismo y de la religión y cantaba los beneficios de la contracepción, con el lema "Sin dioses ni maestros". Fue arrestada en ese mismo año, por violaciones a la ley de Comstock, aunque fue liberada pocos días después gracias a la presión de centenares de los trabajadores de diversos movimientos.

Protagonizó varios casos judiciales que facilitaron la legalización de la anticoncepción en los Estados Unidos. Sanger ha sido un objetivo frecuente en las críticas de todos quienes se oponen al control de la natalidad y también ha sido reprobada por apoyar la eugenesia, pero sigue siendo una figura emblemática del movimiento estadounidense en defensa de los derechos reproductivos.

En 1916 Sanger abrió en Nueva York la primera clínica de control de natalidad en los Estados Unidos, lo que condujo a su detención por la difusión de información sobre métodos anticonceptivos (hecho que la llevó a aumentar su popularidad), la clínica se localizaba en una sección de Brownsville, en Brooklyn, en el número 46 de la calle de Amboy, donde Margaret y su hermana Ethel prestaban sus servicios como enfermeras. Su posterior juicio y apelación generaron un enorme apoyo para su causa. Sanger consideraba que una verdadera igualdad de la mujer exigía una maternidad libre, es decir, que la mujer pudiera decidir si deseaba tener hijos, cuándo y cuántos. También quería evitar la práctica del aborto inseguro, muy común en la época debido a que el aborto, normalmente, era ilegal. Abrió también una clínica en Harlem.

En 1917 fue aprobado en el código penal de Estados Unidos, un pequeño pero significativo avance para el movimiento, un apartado en donde se permitía hablar de métodos contraceptivos. No es sino hasta 1921 cuando se aprueba de manera oficial en el Congreso que los médicos puedan prescribir a sus pacientes e informar sobre temas relacionados con la contracepción.

En primer lugar fundó en 1921 la National Birth Control League (Liga Nacional para el Control de la Natalidad), que posteriormente adoptó el nombre American Birth Control League (Liga Americana para el Control de la Natalidad) y se constituyó como corporación en 1922, luego se convirtió, en 1939, en la Birth Control Federation of America (Federación Americana para el Control de la Natalidad); finalmente, en 1942, adoptó el nombre actual, Planned Parenthood Federation of America (Federación de Planificación Familiar de América, PPFA, en su acrónimo en inglés).

En 1938, iniciaron sus servicios 374 clínicas de control natal en todo el país. En ellas, no sólo se ofrecía información sobre los diferentes métodos para prevenir embarazos, sino la realización de abortos por médicos competentes, con el fin de evitar cualquier riesgo que pudiera atentar contra la vida de las mujeres.

Sanger se vio influida por las tesis políticas socialistas y feministas de su padre. También le afectó mucho la muerte de su madre, que le hizo rebelarse contra la sociedad en que vivía por su visión de la salud de la mujer y la natalidad.

Fue también una socialista declarada, y culpó al capitalismo de los males que sufrían las mujeres trabajadoras blancas. Sus posiciones políticas son manifiestas en las últimas páginas de "Lo que toda chica debería saber".

En el año 1951 Sanger, logró financiación para que Gregory Pincus empezase a investigar sobre la píldora anticonceptiva. En 1954, bajo el nombre de Enovid, fue probada por primera vez en 50 mujeres del estado de Massachusetts. Después fue probada de manera generalizada en Puerto Rico, como parte de la Operación Manos a la Obra, que también incluyó procesos radicales de esterilización forzosa en mujeres pobres.

Falleció el 6 de septiembre de 1966, en Tucson, Arizona, a los 86 años de edad. Desde su muerte, su figura continuó siendo recordada como una de las primordiales defensoras de los derechos de la mujer en los Estados Unidos. Con calles, hospitales y reconocimientos a los avances científicos en defensa del control de la natalidad llevan su nombre.

Como reconocimiento, en 2014, el dibujante Peter Bagge publicó La mujer rebelde, un cómic biográfico sobre Margaret Sanger, heroína de la liberación femenina por vía de la planificación familiar.

Bibliografía:

Katz, Esther "Margaret Sanger," *American National Biography*. New York: Oxford University Press, 2000.

Sanger, Margaret, *The Autobiography of Margaret Sanger*, Mineola, New York: Dover Publications, pp. 1-3.

Saunders, Cicely. (1918-2005), *fallecida el 14 de julio a los 87 años, es la culminación de una vida dedicada al cuidado de los moribundos. Fué Enfermera, Trabajadora Social y Médica.*

Su logro fue empezar en 1967 el moderno movimiento "Hospice". Ahora hay cientos de hospices, para moribundos en Gran Bretaña y en más de 95 países. Sin su trabajo, el movimiento pro eutanasia sin duda hubiera sido mucho más convincente y la eutanasia legalizada se hubiera extendido mucho más. Cicely (en 1980 recibió el título de Dama del Imperio Británico) demostró que era posible morir en paz y sin grandes dolores. Debido en parte a su influencia, los cuidados paliativos han llegado a ser reconocidos como una especialidad médica.

Cecily sabía que cuidar a los moribundos no se reduce a tratar el dolor. Por eso desarrolló la teoría del "dolor total", que incluye elementos sociales, emocionales y espirituales. "La experiencia total del paciente comprende ansiedad, depresión y miedo, la preocupación por la pena que afligirá a su familia, y a menudo la necesidad de encontrar un sentido a la situación, una realidad más profunda en la que confiar".

Cicely se abrió camino con mucho esfuerzo. Su acomodado padre no aprobó su interés por la enfermería, así que se matriculó en la Universidad de Oxford. Sin embargo, cuando estalló la II Guerra Mundial, estudió enfermería. Pero sufrió problemas de espalda y tuvo que pasarse a los estudios de Trabajo Social. En 1945 sus padres se divorciaron y ella se convirtió de agnóstica en cristiana evangélica. Todo ocurrió súbitamente, durante unas vacaciones en Cornwall con unos amigos cristianos. "Fue como si de repente sintiera el viento detrás de mí en vez de en mi cara", comentó más tarde. "Me dije a mí misma: por favor, deja que esto sea real. Recé para saber cómo servir mejor a Dios".

La respuesta vino al año siguiente cuando se enamoró de un judío polaco moribundo llamado David Tasma, el primero de sus tres amores polacos. "David necesitaba ponerse en paz con el Dios de sus padres, y tiempo para resolver quién era (recordaba Cicely). Hablamos sobre la idea de un sitio donde él habría podido hacerlo mejor que en una concurrida sala de hospital". Cuando Tasma murió, legó a Saunders 500 libras, una suma no pequeña en aquellos días, para empezar un hospicio.

Ahora estaba clara su misión en la vida: fundar una casa donde los moribundos recibieran el mejor cuidado médico, junto con afecto y comprensión. Un médico le dijo que la gente no haría caso a una enfermera, así que a los 33 años empezó la carrera de medicina. En 1957 obtuvo el título y una beca para investigar el tratamiento del dolor en enfermos incurables, a la vez trabajaba en un hospicio para moribundos pobres llevado por las Hermanas de la Caridad.

Allí encontró al segundo polaco de su vida, Antoni Michniewicz, quien le enseñó cómo podía ser la muerte cuando está rodeada de cuidado amoroso. Él le inspiró el nombre de su futuro hospicio para personas en el tramo final del viaje de su vida, San Cristóbal, patrón de los viajeros.

En 1967 abrió St Christopher's en Londres. Al principio tenía 54 camas y un servicio de cuidados a domicilio. Los años de preparación previos a la apertura sacaron a la luz otras excelentes cualidades de Cicely como administradora médica, recaudadora de los fondos y publicista para su sueño.

Tres años después de la muerte de Antoni, vio un cuadro de la Crucifixión en una galería y pensó que quedaría bien en el hospicio. Contactó con el artista, el polaco Marian Bohusz-Szyszko, y terminó enamorándose de él, aunque era 18 años mayor que ella. Era un ferviente católico que todavía mantenía a su esposa de la que estaba separado y no se casó con Dame Cicely hasta que enviudó. Ella tenía 61 años, y él 79 y una salud frágil. Cicely le proporcionó cuidados constantes, hasta que Marian terminó sus días en St Christopher's en 1995.

Cicely nunca dejó de trabajar, aunque abandonó su participación activa en St Chistopher's en 1985. En 2002 constituyó la Cicely Saunders Foundation, para promover la investigación en cuidados paliativos.

Según una nota necrológica del "Times" de Londres, hace muchos años dijo que preferiría morir de cáncer, pues le daría tiempo para reflexionar sobre su vida y poner en orden sus asuntos materiales y espirituales. Y así ocurrió. Murió en St Christopher's de cáncer de mama.

Desde el punto de vista médico, Cicely Saunders seguramente será recordada por un método relativamente novedoso para aliviar el dolor, administrar sedación continua para dejar al paciente en una situación estable en la que esté consciente y tenga una razonable calidad de vida, en vez de una sedación intermitente ante cada aumento del dolor. Se opuso a la eutanasia, argumentando que todo el mundo tenía derecho a morir bien, sin dolor y con dignidad, y que la muerte podía ser una experiencia positiva. Fue también una mujer de convicciones cristianas profundas, cuyos hospicios estaban abiertos a personas de todas las creencias y a las que no tenían ninguna. Era capaz de hablar de la muerte como una parte natural y positiva de toda una vida, traduciendo algunos rasgos de su propio enfoque cristiano a un lenguaje profano.

"Los que trabajan en cuidados paliativos han de tener en cuenta que también ellos deben encarar esta dimensión para sí mismos". Muchos, tanto los cuidadores como los pacientes, viven en una sociedad secularizada y carecen de lenguaje religioso. Por supuesto, algunos tienen raíces religiosas y encontrarán ayuda para sus necesidades espirituales en una devoción, una liturgia o un sacramento. Pero otros no. En su caso, sugerencias bienintencionadas pero faltas de sensibilidad pueden no ser bien recibidas.

"Sin embargo, si ponemos en juego no sólo nuestra capacidad profesional sino también nuestra común y vulnerable humanidad, no necesitaremos palabras, sino solo una escucha atenta. Para aquellos que no desean compartir sus preocupaciones interiores, el modo en que se les cuida puede llegar a lo más profundo de su intimidad. Sentimientos de miedo o culpabilidad pueden ser inconsolables, pero muchos de nosotros hemos advertido cuándo ha tenido lugar un viaje interior y si una persona próxima al final de su vida ha encontrado la paz. En ese momento pueden crecer o restablecerse relaciones importantes y desarrollarse un nuevo sentido de autoestima".

Las voces que hoy se oyen más en los debates sobre la eutanasia son a menudo las de sus defensores. Pero a la larga será la voz suave y más humana de Cicely Saunders quien ayudará a muchos a morir en paz, "Importas porque eres tú, e importas hasta el último momento de tu vida".

Bibliografía:

Actas de la "XIX Conferencia Internacional sobre los Cuidados Paliativos" (11-13 nov., 2004). *Dolentium Hominum* 2005; 58(1):8.

Sepúlveda C. Los cuidados paliativos: perspectiva de la Organización Mundial de la Salud. *Dolentium Hominum* 2005; 58(1): 16-19.

Seacole, Mary Jane Grant. (1805 – 1881) *Nació en Kingston, Jamaica el 23 de noviembre de 1805. Su padre era un soldado escocés y su madre, jamaicana. Mary aprendió sus habilidades de enfermería de su madre, que tenía una pensión para soldados inválidos. Aunque fuese técnicamente "libre", siendo de raza mixta, Mary y su familia tenían pocos derechos civiles, no podían votar, ocupar cargos públicos o ingresar en las profesiones. En 1836, Mary se casó con Edwin Seacole pero el matrimonio duró poco tiempo, hasta su muerte en 1844.*

Mary Seacole fue una gran enfermera pionera y heroína de la Guerra de Crimea, que como mujer de raza mixta superó un doble prejuicio, fue una mujer excepcional en su lucha contra la enfermedad. Sufrió los prejuicios de género y raciales del siglo XIX por su doble condición de mujer y negra. Pero Mary no se rindió jamás en sus obstinaciones. Era una viajera incansable, y antes de su matrimonio visitó otras partes del Caribe, incluyendo Cuba, Haití y las Bahamas, así como América Central y Gran Bretaña. En estos viajes complementó su conocimiento de la medicina tradicional con ideas médicas europeas. En 1854, viajó nuevamente a Inglaterra, y se acercó a la Oficina de Guerra, pidiendo ser enviada como enfermera del ejército a Crimea, donde se sabía que había pobres instalaciones médicas para los soldados heridos, pero fue rechazada. Impávida financió su propio viaje a Crimea, donde estableció el Hotel Británico cerca de Balaclava para proporcionar "un comedor y cuartos cómodos para oficiales enfermos y convalecientes". También visitó el campo de batalla, a veces bajo el fuego, para atender a los heridos, haciéndose conocida como "Madre Seacole".

Después de la guerra, regresó a Inglaterra, indigente y con problemas de salud. La prensa destacó su difícil situación y en julio de 1857 se organizó un festival benéfico para recaudar dinero para ella, atrayendo a miles de personas. Ese mismo año, Seacole publicó sus memorias, "Las maravillosas aventuras de la señora Seacole en muchas tierras".

Olvidada hasta que una enfermera británica fortuitamente, encontrase un ejemplar de su propia autobiografía en el año de 1973. Mary Seacole murió el 14 de mayo de 1881.
En el año 2004, en una encuesta de la BBC fuese elegida "La Británica de Color más importante a lo largo de la Historia de Inglaterra".

Sendler, Irena. (1910 – 2008) *Nació el 15 de febrero de 1910 en Otwock, Varsovia, en el seno de una familia católica. Desde bien pequeña, Irena convivió con la solidaridad, en el amor y respeto a los demás. Valores que aprendió de su padre, Stanisław Krzyżanowski, un médico que falleció cuando ella sólo tenía siete años al contagiarse del tifus que sufrían sus pacientes y a quienes muchos de sus colegas no habían querido atender por miedo a contagiarse.*
Sendler decidió dedicar su vida a los demás y se hizo enfermera. En 1939, cuando Alemania invadía Polonia, Sendler, que trabajaba en el Departamento de Bienestar Social de Varsovia, trabajaba duro en los comedores comunitarios de la ciudad.
Un año después, la situación se volvió aún más complicada con la creación del gueto de Varsovia. A pesar de que Sendler se había educado en la fe católica, igual que su padre, tuvo siempre simpatía por los judíos a los que no dudó en ayudar, a pesar del peligro que aquello podía conllevar para su propia vida.
Sendler se unió entonces al Consejo para la Ayuda de Judíos, conocido como Zegota, como miembro del cuerpo sanitario para encargarse de paliar los casos de enfermedades contagiosas. Ante la amenaza de una epidemia de tifus, los nazis fueron permisivos con las personas que entraban en el gueto para intentar frenar la enfermedad.
Además de ayudar a otras enfermeras no judías a introducirse en el gueto, Irena pronto vió y se dió cuenta de que aquel espacio controlado y vigilado sólo podía ofrecer un futuro oscuro para sus habitantes. Así que decidió buscar la manera de sacar del gueto al menos a los más pequeños. Era una decisión terrible para las madres que debían desprenderse de sus hijos pero en muchas ocasiones era la única

manera de salvar sus vidas. Muchos de sus padres terminarían falleciendo en los campos de concentración a los que los judíos del gueto de Varsovia fueron trasladados.

La manera más sencilla de sacar a los niños del gueto era mediante las ambulancias que trasladaban a los más graves a los hospitales de fuera del espacio controlado. Pero pronto tuvo que buscar otros métodos para hacerlo. Desde colocarlos dentro de bolsas de basura hasta en ataúdes, cualquier idea era bienvenida.

De los 2500 niños a los que pudo salvar de una muerte segura, Elzbieta Ficowska fue uno de los casos más conocidos. En aquel terrible 1942, era solamente un bebé de escasos meses cuando se le fue administrado un narcótico y la colocaron en una caja con agujeros que pusieron escondido en un cargamento de ladrillos. Sus padres murieron en el gueto y la pequeña Elzbieta fue criada por Stanislawa Bussoldowa, una conocida de Sendler. Una cuchara de plata con la fecha de su nacimiento y su apodo, Elzunia, grabados fue el pequeño objeto que mantuvo a Elzbieta unida a sus raíces. Y es que Sendler siempre quiso que los niños a los que salvó no perdieran nunca sus orígenes y su verdadera identidad. Para eso llevó un exhaustivo registro que enterró en el jardín de una vecina por si ella fallecía.

El 20 de octubre de 1943 las cosas se complicaron para Jolanta, nombre en clave de Sendler, quien fue detenida por la Gestapo. En la prisión de Pawiak fue sometida a terribles torturas con las que los nazis no consiguieron sonsacarle el paradero de los niños a los que había estado ayudando a escapar del gueto.

Condenada a muerte, Sendler pudo escapar de la prisión gracias a un soldado quien la ayudó a escapar y su nombre fue apuntado en la lista de ejecutados. Hasta el fin de la guerra, continuó con su labor bajo un nombre falso.

Una vez terminada la guerra, Sendler desenterró las listas con los nombres de los niños y la entregó al Comité de salvamento de los judíos supervivientes.

Sendler se casó y tuvo tres hijos y aun tuvo problemas con el régimen socialista que se instauró en Polonia.

Tras décadas de vida anónima, cuando su fotografía fue publicada en los periódicos fueron muchos los hombres y mujeres que reconocieron en aquella mujer a la enfermera que salvó sus vidas durante la ocupación nazi de Polonia.

La Orden del Águila Blanca de Polonia en 1966, título de Justa entre las Naciones, una larga lista y una alta distinción de la organización Yad Vashem de Jerusalén o su candidatura al Premio Nobel de la Paz fueron algunos de los reconocimientos a una mujer quien nunca pensó que su labor humanitaria descubierta muchos años después levantara tanto revuelo. Para ella fue lo que tenía que hacer.

Tardó en hacerse popular. No fue hasta 1999, cuando su hazaña fue descubierta por un grupo de estudiantes de Kansas (EE.UU.) que realizaban un trabajo sobre el Holocausto.

Sendler falleció en Varsovia, el 12 de mayo de 2008. Tenía 98 años.

Bibliografía:

Mieszkowska, Anna. La madre de los niños del Holocausto. 253 páginas. Barcelona: Editorial Styria, 2008.

Castillo, Gerardo. *Irena Sendler o el socorro a los judíos confinados en el gueto de Varsovia. La forja del héroe.* Madrid: Ediciones Rialp, p 208, 2013.

Staupers, Mabel Keaton. (1890 – 1989) *nació el 27 de febrero de 1890 en Barbados, West Indies. En 1903, a la edad de trece años, emigró a los Estados Unidos con sus padres, Pauline y Thomas Doyle. En el año 1914 se inscribió en la Escuela de Enfermería del Hospital Freedmen en Washington, DC, donde se graduó con honores. Después de graduarse en 1917, trabajó como enfermera privada. Fue una pionera en la profesión de enfermería y ejecutiva caribeña-estadounidense, ante la discriminación racial.*

Se convirtió en una defensora de la igualdad racial en la profesión de enfermería. Ella luchó por la inclusión de las enfermeras negras en la II Guerra Mundial en el Ejército y la Armada como secretaria ejecutiva de la Asociación Nacional de Enfermeras Graduadas de

Color (NAGCN). Escribió que "las enfermeras negras reconocen que el servicio a su país es una responsabilidad de la ciudadanía". Así pues, fue fundamental para poner fin a la política del Ejército de los Estados Unidos de excluir a las enfermeras afroamericanas de sus filas en la Segunda Guerra Mundial.

Continuó luchando por la inclusión total de enfermeras de todas las razas en el ejército de Estados Unidos, que se otorgó en enero de 1945. En 1948, la Asociación Americana de Enfermería siguió su ejemplo y permitió que las enfermeras afroamericanas se convirtieran en miembros. En 1950, Staupers disolvió la NAGCN porque creía que la organización había completado ya su misión. En 1951, la NAACP la honró a con la Medalla Spingarn en reconocimiento a sus esfuerzos en favor de las trabajadoras negras.

Durante la Segunda Guerra Mundial, Staupers reunió apoyos y luchó para detener el uso de cuotas en el ejército. Las cuotas se usaron en aquel ejército para restringir el número de enfermeras negras contratadas por el ejército. Cuando el Departamento de Guerra comenzó a considerar un reclutamiento de enfermeras, Staupers contó con la ayuda de la Primera Dama Eleanor Roosevelt y orquestó una campaña nacional de cartas para convencer al presidente Franklin D. Roosevelt y otros líderes políticos de la necesidad de reconocer a las enfermeras negras. El abrumador apoyo público a la desagregación persuadió a las fuerzas armadas, tanto del Ejército como de la Armada, para que aceptaran por completo a enfermeras negras en enero de 1945.

Mientras trabajaba como enfermera privada en Washington y Nueva York, en 1920, Staupers ayudó a establecer el Sanatorio Booker T. Washington. Fue una de las pocas clínicas fundadas para atender a los afroamericanos que tenían tuberculosis, en un momento en que otros hospitales rechazaban los privilegios de expertos médicos negros o puestos de personal. Ella pudo desempeñar el cargo de Directora de enfermería en el Sanatorio Booker T. Washington desde 1920 hasta 1921, y luego aceptó una beca de trabajo en el Instituto Henry Phipps para la Tuberculosis en Filadelfia. En 1922, Staupers regresó a la ciudad de Nueva York para emprender un gran estudio sobre las necesidades de atención médica en Harlem. Su investigación la llevó a la fundación del Comité Harlem de la Asociación de Tuberculosis y Salud de Nueva York.

También utilizó su influencia y habilidades de gestión y se convirtió en secretaria ejecutiva del Comité de Harlem de la Asociación de Tuberculosis y Salud de Nueva York, una posición que mantuvo durante doce años. En 1934, fue nombrada secretaria ejecutiva de la Asociación Nacional de las Enfermeras Graduadas de Color (NACGN, por sus siglas en inglés), que, debido a sus primeros esfuerzos, ayudó a las enfermeras negras a obtener su registro sin restricciones en las organizaciones estatales y nacionales de enfermería.

En diciembre de 1935, Staupers asistió a una reunión de mujeres líderes afroamericanas, organizada por Mary McLeod Bethune para establecer el Consejo Nacional de Mujeres Negras.

Publicó su autobiografía, "No hay tiempo para prejuicios: una historia de la integración de los negros en la enfermería de los Estados Unidos", enel año 1961.

Falleció de una neumonía en su casa de Washington, el 29 de noviembre de 1989 (a los 99 años de edad).

Entre sus reconocimientos destacan:

- Medalla Spingarn en 1951, de la Asociación Nacional para el Avance de las Personas de Color (NAACP).

- Salón de la Fama de la Asociación Americana de Enfermeras 1996.

Bibliografía:

Hine, Darlene Clark (1994). "Staupers, Mabel Keaton (1890–1989)". *Mujeres negras en América: una enciclopedia histórica.* Bloomington: Indiana University Press. pp. 1106–1108.

Swain, Mary Ann. *Es la autora enfermera aunque secundaria de la teoría de modelado y modelación de roles de la enfermería. Su trabajo, en coautoría tanto con Helen Erickson como con Evelyn*

Tomlin, se publicó en la década de 1980, ha trabajado con Erickson con el fin de desarrollar un modelo para valorar la posible adaptación al estrés, que es fundamental para la teoría de los modelos y el modelado de roles. Consideran la enfermedad como un modelo basado de autocuidado en la percepción que el paciente tiene del mundo y en aquellas adaptaciones hacia los factores estresantes .Se trata de una teoría holística que promueve todo el crecimiento y desarrollo del paciente a la vez que reconoce las diferencias individuales de acuerdo con la opinión del paciente sobre el mundo y de sus propias aptitudes.

Su marco educativo es de la Sicología. Obtuvo su Licenciatura en Sicología en la De Pauw University de Greencastle en Indiana, y los títulos de Máster y de Doctorado en la Universidad de Michigan, ambos en el campo de la Sicología.

Ha sido profesora asociada en la Universidad de Michigan tanto en el ámbito de enfermería como en el de sicología. Fue directora del doctoral program in nursing en 1975 y mantuvo este puesto durante un año. Fue presidenta del Nursing Research de 1977 a 1982. En 1981 fue reconocida por la Rho Chapter de la Sigma Theta Tau por sus contribuciones a la enfermería. En 1983, llego a ser Associate Vice President for academic affairs en la Universidad de Michigan, y se convirtió en miembro honorario de la Sigma Theta Tau.

Ha trabajado con investigadoras enfermeras en varios proyectos como la promoción de la salud entre los pacientes diabéticos, y actualmente es profesora de investigación en enfermería en la Universidad de Michigan, años que estuvo en Michigan desde 1970 hasta 1993. En 1994, aceptó el puesto de Rectora de la Binghamton University.

Tomlin, Evelyn. (1931 – 2011) *Nació el 4 de marzo de 1931.Es la autora enfermera secundaria de la teoría de modelado y modelación de roles de la enfermería. Su trabajo, en coautoría con Helen Erickson y Mary Ann Swain, se publicó en 1983. Ha presentado programas para incorporar la teoría de los modelos y el modelado de roles especialmente en la práctica clínica, considera que la teoría y el paradigma pueden relacionarse con los diferentes campos* *principalmente con la práctica enfermera.*

La formación en enfermería de Evelyn se inició en el Sur de California. Obtiene una Licenciatura en Ciencia Enfermera en la Universidad of southern california. Cursó un Máster en Enfermería Psiquiátrica en la Universidad de Michigan en 1976.

Las experiencias profesionales de Tomlin son así, muy diversas, empezaron cuando ella era instructora clínica en la escuela de enfermería de los Ángeles country general hospital coordinadora e instructora clínica de los estudiantes que hacían prácticas de Enfermería.

Tomlin estuvo entre las 16 primeras enfermeras de Estados Unidos certificada por la American Association of Critical Care Nurses. Con algunas compañeras abrió la primera oficina para la práctica independiente de la enfermería en Michigan y continuo hasta el 1993. Falleció el 13 de febrero de 2011.

Travelbee, Joyce. (1926-1973) *Nació en el año 1926 en Nueva Orleans, Luisiana, Estados Unidos. Escribió, enseñó y trabajó sobre enfermería psiquiátrica. Su formación básica la completó en 1946 como enfermera en la Escuela de Enfermería del Charity Hospital de Nueva Orleans.*

En 1952 empezó su carrera como enfermera docente, mientras cursaba su diplomatura, impartiendo clases de enfermería psiquiátrica en la Depaul Hospital Affiliate School, en Nueva Orleans, entre otras escuelas y universidades. Siendo así, enfermera docente en la escuela de enfermería del Charity Hospital, en la Universidad del estado de Luisiana, en la New York University y en la Universidad de Mississippi de Jackson.

En 1956 obtuvo un B.S. en educación enfermera en la Universidad del Estado de Louisiana y en 1959 un M.S. en enfermería en Yale. En 1963 comenzó a publicar artículos en las revistas de enfermería. Su modelo ha tenido poca repercusión en la enfermería en países de nuestro entorno, probablemente por su falta de difusión. Su obra está clasificada como una teoría de enfermería.

En su primer libro "Interpersonal aspects of nursing" publicado en 1966, nos ofrece un aspecto crítico sobre nuestra labor asistencial y nos plantea aspectos de nuestra profesión que habitualmente no percibimos pero que son muy patentes. Travelbee propone muchos ejemplos a lo largo de su alegato, nos habla del Modelo de relación de persona a persona, incide en lo que considera una carencia de compasión en los cuidados de enfermería en las instituciones de su época, para hacer patente el carácter humano de su teoría. Por último, la autora completa con los conocimientos necesarios para ampliar los límites de la empatía profesional. Así pues, la enfermera utiliza la empatía, el apoyo y la simpatía, para entender la situación del paciente.
Su segundo libro fue publicado en 1969 titulado: "Intervention in Psychiatric Nursing. Process in the One-to-One Relationship", el cual fue editado y publicado por Doona como "Travelbee's Intervention in Psyichiatric Nursing".
En 1970 fue nombrada directora de proyectos en la Escuela de Enfermería Hotel Dieu de Nueva Orleans.
En el año 1973 inició todos sus estudios de Doctorado en Florida, sin poder finalizarlos ya que falleció ese mismo año a la edad de 47 años, tras una breve enfermedad por un cuadro respiratorio. En ese momento era la directora del programa de licenciatura en la Escuela de Enfermería de la Universidad del Estado de Louisiana. Lamentablemente, y debido a ésta muerte tan prematura, su prometedora teoría no está intensamente desarrollada en algunos aspectos.

Bibliografía:
Travelbee, J. Interpersonal aspects of nursing.
Philadelphia: Edit. F. A. Davis; 1971.
Alligood MR. Modelos y Teorías en Enfermería. España: Elsevier; 2015.

Wald, Lillian D. (1867 – 1940) *Enfermera estadounidense, humanitaria y activista. Fundadora de la Enfermería Comunitaria o de Salud Pública. Nació en una familia de clase media judeo-alemana* *en Cincinnati, Ohio el 10 de marzo de 1867. Su padre era un comerciante de óptica. En 1878, se mudó con su familia a Rochester, Nueva York. Fue educada en una costosa escuela privada, donde aprendió a hablar francés y alemán.*

En agosto de 1889 a la edad de 22 años, se inscribió en el programa de enfermería de dos años y asistió a la Escuela de Enfermería del Hospital de Nueva York, donde se graduó en marzo de 1891, luego realizó cursos en el Colegio Médico de Mujeres, durante su estancia en la facultad de medicina, se le pidió que fuera a la zona sureste de Nueva York para enseñar a las madres inmigrantes el cuidado de los enfermos, y fue allí donde quedo profundamente impresionada de la necesidad de ayudar a toda esa gente desprotegida. En 1893, dejó la escuela de medicina y comenzó a enseñar en una casa, clases de enfermería para aquellas familias pobres e inmigrantes.

Trabajó por un tiempo en el New York Juvenile Asylum (ahora denominado Children's Village), un orfanato donde las condiciones eran malas. En 1893, dejó la escuela de medicina como señalamos y comenzó a dar clases sobre enfermería para familias inmigrantes pobres en el Lower East Side de la ciudad de Nueva York en la Escuela Técnica Hebrea para niñas. Poco después, comenzó a cuidar a los residentes enfermos del Lower East Side como enfermera visitante. Por entonces, ella acuñó el término de " enfermera de salud pública" para describir a las enfermeras cuyo trabajo está integrado en la comunidad pública.

Abogó por la enfermería en las escuelas públicas. Sus ideas llevaron a la Junta de Salud de Nueva York a organizar el primer sistema público de enfermería en el mundo. Fue la primera presidenta de la Organización Nacional de Enfermería de Salud Pública. Estableció una asociación de seguro de la enfermería con Metropolitan Life Insurance Company que se convirtió en un modelo para muchos otros proyectos corporativos. Ella sugirió un plan nacional de seguro de salud y ayudó a fundar la Escuela de Enfermería de la Universidad de Columbia.

Wald también enseñó a las mujeres a cocinar y coser, proporcionó actividades recreativas para las familias y participó en el movimiento laboral. Debido a su preocupación por las condiciones de trabajo de las mujeres, ayudó a fundar la Liga de Sindicatos de Mujeres en 1903 y luego se desempeñó como miembro del comité ejecutivo de la Liga de la Ciudad de Nueva York. En 1910, Wald y otras enfermeras realizaron una gira durante seis meses por Hawai, Japón, China y Rusia, un viaje que aumentó su participación en temas humanitarios en todo el mundo.

Fundó la famosa "Institución de Henry Street" (Institución de la calle Henry) abrió sus puertas en 1893 como una cooperativa y un servicio de barrio parcialmente autoabastecido. La organización atrajo la atención del prominente filántropo judío Jacob Schiff, quien secretamente le proporcionó dinero a Wald para ayudar de manera más efectiva a los "pobres judíos rusos" a quienes cuidó. En 1906, Wald tenía 27 enfermeras en el personal, y logró atraer un mayor apoyo financiero de otras personas adineradas, y en 1913 el personal había crecido a 92 personas. Aquella Institución de la calle Henry eventualmente se desarrolló como el Servicio de enfermería visitante de Nueva York, Wald creía que todos los residentes de la ciudad de Nueva York tenían derecho a una atención médica equitativa y gratuita, independientemente de cual fuera su condición social, situación socioeconómica, raza, género o edad. Ella argumentó que todos deberían tener acceso a la atención domiciliaria.

Uno de los cambios más significativos en el sector de la salud pública, la institución hizo mucho más que solo brindar una mejor atención médica. Centrándose principalmente en el cuidado de mujeres y niños, la institución cambió el panorama de la atención de salud pública en la ciudad de Nueva York. Estos programas ayudaron a reducir el tiempo que los pacientes pasaban en los hospitales y también hacían más accesible y eficiente la atención domiciliaria, ella insistió en que las enfermeras debían estar a disposición de toda la gente que las necesitaba, sin la intervención de un médico. Si bien, en los casos justificados, el paciente sería enviado al médico de uno de los dispensarios gratuitos. No se hacían distinciones entre los que podían pagar y los que no podían hacerlo, los servicios estaban a disposición de quien los solicitara.

En 1915, Wald fundó la "Henry Street Neighborhood Playhouse". Ella fue una de las primeras líderes del Comité de Trabajo Infantil, que se convirtió en el Comité Nacional de Trabajo Infantil (NCLC). El grupo presionó por leyes federales de trabajo infantil y promovió la educación infantil. En la década de 1920, la organización propuso una enmienda a la constitución de los Estados Unidos que habría prohibido el trabajo infantil y también estaba preocupada por el tratamiento de los afroamericanos.

Wald nunca se casó, su correspondencia revela que sintió un afecto íntimo por al menos dos mujeres en su vida. Si bien, estaba más comprometida en su trabajo con la Institución Henry Street, que en cualquier relación íntima. En lo que respecta a las relaciones de Wald, la autora Clare Coss escribe que Wald "permaneció al final como siempre esquiva. Prefería la independencia personal, lo que le permitía moverse con rapidez, viajar libremente y actuar con audacia".

Escribió también dos libros relacionados con su trabajo de salud comunitaria, "The House on Henry Street" (La casa de la calle Henry) entre 1911 y 1915, luego escribió "Windows on Henry Street" (Ventanas a la calle Henry) de 1934 en el que describió su carrera desde la publicación de su primer libro.

Falleció de una hemorragia cerebral el día 1 de septiembre de 1940 a la edad de 73 años, en Westport, Connecticut. Un rabino dirigió un servicio conmemorativo en el teatro del barrio de Henry Street y un servicio privado en su casa. Fue enterrada en el cementerio de Mount Hope en Rochester.

Fue una de las mujeres más influyentes del siglo XIX, enseñó con sus acciones que no hay barreras que género, raza o nivel socioeconómico puedan aprisionar a un alma emprendedora. Su legado, todavía se ve en la actualidad en el Servicio de enfermeras visitantes de Nueva York.

Entre otros reconocimientos destacan:
- Fue elegida miembro del Salón de la Fama para los Grandes

Americanos en 1970.
- En 1993 ingresó en el Salón de la Fama Nacional de la Mujer.
Bibliografía:
Duffs, Robert Luther. *Lillian Wald, vecina y cruzada*. Nueva York: The Macmillan Company, 1938.
Coss, Clare. (1989). *Lillian D. Wald, activista progresista*. Nueva York: Prensa Feminista en CUNY. pp. 8-10.
Philips, Deborah (1999). *"Heroínas saludables: Sue Barton, Lillian Wald, Lavinia Lloyd Dock y la Institución de Henry Street"*. Revista de Estudios Americanos. 33 (1): 65–82.

Watson, Jean. (1940 – presente) *Margaret Jean Harman Watson vino al mundo el 10 de junio de 1940. Sus primeros años los pasó en su lugar de nacimiento, Welch, una pequeña localidad del estado de Virginia Occidental. Su familia fué muy numerosa, ya que son ocho hermanos, lo que le dio un fuerte sentimiento de comunidad.*
Realizó sus estudios primarios y secundarios en centros de Virginia Occidental. Cuando los terminó, Watson estudió enfermería en la Escuela Lewis Gale, situada en Roanoke.
Después de graduarse en 1961, Watson se trasladó a Colorado, donde continuó su formación. Así, completó la Licenciatura en la universidad de ese estado, y después, en 1966, completó un Máster en Salud Mental y Psiquiatría. Por último, en 1973 también realizó un Máster en Psicología Educativa y Asistencial.
La teórica de la enfermería contrajo matrimonio nada más acabar sus estudios en Lewis Gale, antes de ir a vivir a Colorado. Su marido, Douglas, falleció en 1988, lo que supuso un gran golpe para Watson. Por su parte, ella sufrió un grave accidente en 1997, en el cual perdió su ojo izquierdo.
Ambas experiencias traumáticas le llevaron a publicar el tercero de sus libros, "Enfermería Posmoderna y más allá".
Una vez que Watson terminó su doctorado, empezó a trabajar en la Escuela de Enfermería y en la Universidad de Ciencias de la Salud en Denver. Allí, junto con algunos de sus colegas, fundó el Centro

para el Cuidado Humano. Este centro fue el primero de ese tipo en todos los Estados Unidos.

A principios de los años 80 decidió pasar un año sabático, que dedicó a completar su formación profesional en varios países, como Nueva Zelanda o Australia.

Ya de regreso siguió con sus labores docentes en la Universidad y se implicó en la creación de un programa de Doctorado de Enfermería. Igualmente, ocupó el cargo de Decana de la Escuela de Enfermería de la Universidad desde 1983 a 1990.

Después de otro año sabático en 2005, en el que recorrió el Camino de Santiago en España, fundó una institución sin ánimo de lucro: el Instituto de las Ciencias del Cuidado de Watson la finalidad era dar a conocer su teoría por todo el mundo.

Jean Watson es la autora de numerosas publicaciones sobre enfermería destinadas a los estudiantes de esa materia. Su propuesta afirma que el cuidado personal está conectado con la curación de una manera intrínseca.

Según sus propias palabras "la ética y la escala de valores de cuidado, curación y salud comprende el contexto profesional y la misión de la enfermera para la sociedad".

<u>*Su Teoría*</u>*: Para Watson, en la últimas décadas la enfermería estaba dejando de lado el aspecto humano que, en su opinión, debía de caracterizarla. Es por eso, por lo que comienza a elaborar su "Teoría del Cuidado Humano". Ella misma explica la razón cuando escribe lo siguiente:*

"Ante el riesgo de deshumanización en el cuidado del paciente por la gran reestructuración administrativa de la mayoría de los sistemas de cuidado de salud en el mundo, es necesario rescatar el aspecto humano, espiritual y transpersonal, en toda la práctica clínica, administrativa, educativa y de investigación por parte de todos los profesionales de enfermería".

Para su desarrollo, ha recibido la aportación e influencia de otras importantes personalidades, tanto de su profesión como de filósofos. Entre estas influencias destacas la de Nightingale, Henderson, Hegel

o Kierkegaard.
De esta manera, pone el énfasis de los cuidados que debe recibir el enfermo en factores como la empatía, el afecto y la coherencia.
Watson elaboró una lista de siete supuestos básicos que sostienen su teoría:
1- La única manera de que el cuidado sea eficaz es practicarlo de manera interpersonal.
2- El cuidado debe dejar satisfechas ciertas necesidades humanas.
3- Para que sea eficaz, el cuidado tiene que promover la salud y el crecimiento personal y/o familiar.
4- Se debe aceptar a la persona no solo por cómo es en el momento, sino también por cómo puede llegar a ser.
5- Hay que crear un entorno de cuidado adecuado.
6- Antes que sólo la curación, el cuidado tiene que integrar el conocimiento de la conducta humana para promover la salud. Se trata de complementar a la medicina, ofreciendo cuidados completos a los pacientes.
7- La práctica del cuidado es fundamental para la enfermería.
Factores curativos: – Formación de un sistema humanístico–altruista de valores. Mediante este factor, los cuidados incorporan valores humanísticos. Con estos se promueve el cuidado positivo y se establecen relaciones eficaces entre el profesional de la enfermería y el paciente.
– Inculcación de la fe-esperanza.
– Cultivo de la sensibilidad para uno mismo y para los demás. Los sentimientos deben tomar protagonismo en la relación entre la enfermera y el paciente. Hay que aceptarlos para que aumente la sensibilidad.
– Desarrollo de una relación de ayuda-confianza. La confianza entre el profesional y el paciente es crucial para la correcta aplicación de los cuidados. Por ejemplo, fomenta la empatía y la comunicación.
– Promoción y aceptación de la expresión de aquellos sentimientos. Habitualmente es solo el paciente quien expresa sus sentimientos, pero la enfermera también debe hacerlo. Además, ambos tienen que aceptar que puedan ser negativos.

— *Uso sistemático del método científico de solución de problemas para la toma de decisiones. La enfermera no es simplemente la ayudante del médico, también tiene que aportar un enfoque científico en su campo.*
— *Promoción de la enseñanza–aprendizaje interpersonal. Es el factor que separa la curación de los cuidados. El profesional de la enfermería debe aprender como informar al paciente de una manera adecuada y mostrarle cómo cuidarse por sí mismo.*
— *Provisión del entorno de apoyo, protección y correctivo mental, físico, sociocultural y espiritual.*
— *Asistencia en la gratificación de las necesidades humanas. Las enfermeras tienen que reconocer que los pacientes tienen necesidades de todo tipo, y deben ayudarles con estas. Además, es necesario que ayuden a que los enfermos entiendan que primero han de cubrir las necesidades menores, para posteriormente enfrentarse a las mayores.*
— *Permisión de fuerzas existenciales – fenomenológicas.*
El resumen de este factor es que la responsabilidad de las enfermeras no se limita a estos determinados puntos, sino que debe emprender acciones que ayuden a prevenir los posibles problemas de salud.

Bibliografía:
1. Historia de la Enfermería. Jean Watson. Obtenido de historia-de-enfermeria8.webnode.mx
2. En Colombia. Teoría del Cuidado Humano de Jean Watson. Obtenido de encolombia.com
3. Vázquez Calatayud, Mónica; Eseverri Azcoiti, Mª Carmen. El concepto de salud desde la perspectiva de Jean Watson. Obtenido de enfermeria21.com
4. Watson Caring Science Institute. Core Concepts of Jean Watson's Theory of Human Caring/Caring Science. Recuperado de watsoncaringscience.org
5. Petiprin, Alice. Jean Watson Nursing Theory. Obtenido de nursing-theory.org
6. Redlands Community Hospital. Jean Watson's Theory of Human Caring. Obtenido de redlandshospital.org

Wiedenbach, Ernestine. (1900 – 1998) *Nació el 18 de agosto de 1900, en Hamburgo, Alemania. Su familia se trasladó a Nueva York en 1909.*

Su carrera como enfermera se inicia cuando se matricula en la Escuela de enfermería del Hospital Jhons Hopkins, después de graduarse en wellesley college en 1922 con una licenciatura de humanidades, tras terminar sus estudios trabajo en varios hospitales y centros públicos de enfermería en nueva York, siguió estudiando en clases nocturnas en el teachers college de la universidad de Columbia, consiguiendo un Másteía y un Certificado en Enfermería de Salud Pública en 1934. Se apuntó en el School for Nurse-midwives de la asociación y trabajó como enfermera en el servicio de partos de la Maternity Center.

Trabajó en la preparación de enfermeras para entrar en la Segunda Guerra Mundial pero una dolencia cardiaca menor le impidió servir como supervisora durante la guerra. Se unió a la Facultad de Yale en 1952 como instructora de Enfermería de maternidad. Fue nombrada profesora asistente de Enfermería-Obstétrica en 1954 y profesora asociada en 1956.

Fue directora de programas universitarios en enfermería domiciliaria materno-infantil desde 1956. La atención a la embarazada tiene como objetivo reducir al mínimo el riesgo de morbimortalidad, tanto para la madre como para el niño, la identificación temprana de los factores de riesgo y evitar las complicaciones.

Desarrolló su modelo teórico a partir de una inmensa experiencia práctica y educativa basada en sus muchos años de experiencia como comadrona. Publicó el artículo "Childbirth as Mothers Say They Like It", en el que señalaba que las madres desean dar a luz a sus hijos de aquella forma más natural posible. Además de recibir recomendaciones en el parto, contar con la participación del padre, recibir toda una asistencia completa en las distintas fases del alumbramiento y estar con el recién nacido en el período de posparto. Su teoría la dedicó al arte de la enfermería clínica. Se dedicó al aspecto de arte o ejercicio profesional que tiene la enfermería, centrándose en las necesidades del paciente. El objetivo es poder percibir la necesidad de ayuda que experimenta el mismo.

Siguió la teoría de Jean Orlando de la enfermería deliberada y no automática e incorporó los pasos del proceso de enfermería. En 1964, publica su "Teoría del Arte de Cuidar de la Enfermería Clínica". El Cuidado se basa en localizar las necesidades del individuo y de esta manera ejercer todo su potencial en conocimientos de salud con el fin de aumentar o mejorar todo su completo bienestar y de esta manera reinsertarlo en la sociedad.

Wiedenbach se jubiló en 1966. Nunca se casó y murió a la edad de 97 años el 8 de marzo de 1998.

Bibliografía:
Alligood Raile M. Modelos y teorías en enfermería. Barcelona: Elsevier, 2011: págs. 57-58.

Zendal Gómez, Isabel. (1773 – s. XIX) *Agrela, Santa Mariña de Parada, en el municipio de Ordes (La Coruña), 26 de febrero de 1773 – Puebla de los Ángeles (México) p. t. s. XIX. Expedicionaria, enfermera, rectora.*

De la infancia de Isabel Zendal Gómez se sabe muy poco. Las investigaciones realizadas desde el 1999 nos han ido demostrando la certeza de su apellido y de su nacimiento. Hija de Jacobo Zendal e Ignacia Gómez. Durante la epidemia de viruela de 1786 pierde a su madre y tiene que abandonar una casa familiar con pocos recursos para ponerse a trabajar. El 31 de julio de 1793, nació su hijo Benito Vélez. Por tanto, cuando tiene 30 años sabemos que era Rectora de la Casa de Expósitos de la ciudad de La Coruña y que tiene un hijo, que unas fuentes dicen que era natural y otras que era adoptado.

Aunque inicialmente no se contempló aún la participación de una mujer en aquella Real Expedición Filantrópica de la Vacuna, la experiencia del viaje desde Madrid a La Coruña y el fallecimiento de uno de los niños que llevaba la vacuna en sus brazos desde la capital al puerto coruñés, obligaron a tomar esta decisión. La Expedición

Filantrópica necesitaba de una mano más femenina que inculcara confianza en aquellos niños y les ofreciera el cariño maternal que necesitaban. El 14 de octubre de 1803, mes y medio antes de la partida de la Real Expedición, Francisco Xavier Balmis, su director, la contrata con un sueldo igual al que disfrutaban los varones de su formación y funciones, tres mil reales con destino a su habilitación y un sueldo de quinientos pesos anuales. Fue la última expedicionaria que se incorporó al convoy humanitario.

Fue contratada en calidad de enfermera. Los enfermeros no tenían funciones médicas específicas. Se encargarían de cuidar del buen orden de los niños, tanto en tierra como en el mar, además cuidarían de la limpieza y del aseo de los niños y de sus ropas. Evitarían que los niños se extraviasen y procurarían que conservaran el buen orden que se requiere en una expedición de estas características y los asistirían en todo momento con amor y caridad. Los enfermeros siempre estuvieron subordinados a las órdenes del Director y tenían que informarle directamente de las incidencias que ocurrieran en la salud de los niños, para que se aplicara el remedio conveniente y no se pusiera en riesgo la cadena profiláctica. Además, aquella Rectora tenía unas funciones privativas y específicas: Cuidar, acompañar, entretener y serenar a los niños durante el viaje.

La participación en la Real Expedición Filantrópica de la Vacuna supuso a la Rectora un reconocimiento social de su trabajo y le facilitaría salir de un entorno limitado y estricto, permitiéndole conocer otros contextos y tener nuevas experiencias. Podría rehacer su vida sin el lastre de su historia.

Después de todos los preparativos, la Corbeta María Pita parte del puerto de La Coruña el 30 de noviembre de 1803. Su casco portaba veintidós niños, entre ellos Benito Vélez, que fueron utilizados para transportar la vacuna brazo a brazo durante la travesía por el océano Atlántico. Su profesionalidad en el ejercicio de su trabajo recibió los elogios de los expedicionarios y los documentos la definen como: "abnegada Rectora", "madre de los galleguitos" y "mujer de probidad".

La Rectora acompañó la Real Expedición durante toda la travesía por el Atlántico. El convoy humanitario llegó a Canarias el día 9 de diciembre de 1803 y el día 6 de enero de 1804 se inicia el paso del Atlántico. Llegan a Puerto Rico a principios del mes de marzo; pero, como la vacuna ya se había establecido en la isla y conocen las dramáticas noticias de los estragos de la viruela en el territorio de la Nueva Granada, el director decide adelantar la salida de la expedición rumbo a la Capitanía General de Caracas, donde llega el 20 de marzo de 1804.

Cuando el director conoce las grandes distancias a recorrer y la necesidad de abarcar más cantidad de territorio en un menor tiempo, divide la expedición en dos. Una, dirigida por José Salvany y Lleopart, tomó rumbo a América Meridional y la otra, dirigida por Francisco Xavier Balmis, siguió rumbo a América Septentrional. A este último grupo fue asignada la Rectora y su hijo.

La expedición dirigida por Balmis llegó a la capital novohispana el día 9 de agosto de 1804. La Rectora y los niños se instalaron en el Hospicio de la ciudad de México. Allí se quedaron los niños procedentes de Galicia y la Rectora trabajará también en el hospicio de México, mientras que los miembros de la Expedición vacunaban por todo el territorio del norte novohispano.

Después de los distintos viajes y de cumplir su cometido, se reunieron todos el 30 de diciembre de 1804, con el fin de comenzar los preparativos para la travesía del Pacífico.

El 7 de febrero de 1805, a bordo del navío Magallanes, partió la Expedición dirigida por Balmis con la Rectora, su hijo y otros veintiséis niños mexicanos para hacer la vacuna brazo a brazo. Después de un viaje accidentado, los expedicionarios arribaron al puerto de Manila el 15 de abril de ese mismo año. Al igual que ocurrió en México, la Rectora se instaló en el Hospicio de Manila y allí cuidó a todos los niños mexicanos.

La gran complejidad geográfica del archipiélago filipino demoró la propagación de aquella vacuna. Todos los expedicionarios, menos el Director, volvieron a Acapulco el día 14 de agosto de 1809. Los problemas políticos y las primeras luchas por la Independencia les impidieron regresar a la Península. El grupo se desmembró y la Rectora se quedó en Puebla de los Ángeles con su hijo. Del final de su vida conocemos poco. Lo último que sabemos de ella es que en 1811 continuaba solicitando una pensión de 3 reales mensuales a la que tenía derecho su hijo por ser uno de los niños de número que vino con la vacuna y no se la pagaban las Cajas Reales de Puebla donde se hallaba viviendo. Se desconoce la fecha y el lugar de su muerte.

Bibliografía:

- Ramírez Martín, S. M. *La mayor hazaña médica de la Colonia*, Quito, Ed. Abya-Yala, 1999.

- *La salud del Imperio*, Madrid, Ed. Doce Calles, 2002; "Única mujer participante en la Real Expedición Filantrópica de la Vacuna", en F. Serrano Mangas *et al.* (coords.), *Actas del IX Congreso Internacional de la Historia de América*, Mérida: Editora Regional de Extremadura; 2002, págs. 271-276.

- "El niño y la vacuna de la viruela rumbo a América: La Real Expedición Filantrópica de la Vacuna (1803-1806)", en *Revista Complutense de Historia de América*, 29 (2003), págs. 77-101.

- Tuells, J. *Balmis "et variola": sobre "la derrota de la viruela", la Real Expedición Filantrópica de la vacuna y el esfuerzo de los inoculadores que alcanzaron el final del azote, con observaciones particulares al periplo vital balmisiano*, Alicante, Conselleria de Sanitat, 2003.

- Miras, E: "Los 'niños vacuna", los huérfanos españoles que salvaron a la humanidad de la viruela", en *ABC*, 27.X.2017.

- Gómez Vicente, M. A. "Isabel Zendal Gómez. Primera enfermera de la historia en misión internacional" en VV.AA., Mujeres emprendedoras entre los siglos XVI y XIX, Madrid, Ministerio de Economía, Industria y Competitividad – Instituto de la Mujer y para la Igualdad de Oportunidades (Ministerio de Sanidad, Servicios Sociales e

Igualdad), 2017.
- López Mariño, A. *Isabel Zendal Gómez en los Archivos de Galicia*, A Coruña, Parlamento de Galicia, 2018.

2 ENFERMERAS HISTÓRICAS Y SUS CARACTERÍSTICAS

Abdellah, Faye Glenn. *(1919-2017)* <u>21 problemas de Enfermería</u>. *Emplea el método de resolución de problemas. Formuló 21 problemas de Enfermería.*
Adam, Evelyn. *(1929-presente)* <u>Modelo conceptual de enfermería</u>. *Estableció formalización teórica según escritos de Henderson como bases de la práctica, investigación y formación enfermeras.*
Appleton, Edith Elizabeth. *(1877 – 1958)* <u>Enfermera militar</u>. *Distinguida por su "devoción y competencia excepcionales".*
Barnard, Kathryn. *(1938 – 2015)* <u>Modelo de interacción padres-hijos</u>. *Se centra en la interacción de la madre y el hijo con el entorno. Teoría descriptiva, procede de la teoría evolutiva.*
Barton, Clara. *(1821 - 1912)* <u>Es una Enfermera y maestra estadounidense</u>. *Sufragista y humanitaria, recordada por la organización de la Cruz Roja Americana.*
Benner, Patricia. *(1942 – presente)* <u>Del principiante al experto: Excelencia y poder de la enfermería clínica</u>. *Describe el cuidado de los enfermos en el contexto de la práctica. Inspirada en el modelo de adquisición de habilidades de Dreyfus. Hace descripciones sistemáticas de las 5 fases de desarrollo de las prestaciones enfermeras de las que se*

deducen siete dominios y treinta y una competencias asociadas.
Bertschinger, Claire. *(1953 – presente)* <u>Enfermera humanitaria anglo – suiza</u>. *Defensora de aquellas personas que sufren en el mundo en desarrollo. Su trabajo en Etiopía en 1984 inspiró a Bob Geldof con Band Aid y, posteriormente, a Live Aid, el programa de ayuda más grande jamás montado.*
Brändström, Elsa. *(1888 - 1948)* <u>Fue enfermera y filántropa</u>. *Conocida en todo el mundo como el "Ángel de Siberia". Enfermera de la Cruz Roja sueca, miembro de la misión sueco-danesa enviada a Siberia durante la Primera Guerra Mundial.*
Breckinridge, Mary Carson. *(1881 – 1965)* <u>Enfermera y comadrona estadounidense</u>: *fundadora del Servicio de Enfermería Frontier.*
Cavell, Edith Louisa. *(1865 – 1915)* <u>Enfermera de origen británico</u>. *Quien sirvió para la Cruz Roja, durante la Primera Guerra Mundial. Es conocida históricamente por su valiente ayuda a los soldados heridos en zonas ocupadas por los alemanes, en especial a los militares de países neutrales, a quienes curaba y ayudaba a escapar. Una vez descubierta, Miss Cavell fue apresada y ejecutada por las fuerzas alemanas, convirtiéndose desde entonces en modelo de servicio y humanidad. Su figura fue usada, entre las tropas aliadas, como un ícono de valentía y entrega.*
Collière, Marie Françoise. *(1930 - 2005)* <u>Enfermera, antropóloga y filósofa</u>. *Eminente profesora de enfermería francesa, y destacada figura de la enfermería internacional, destacó por su labor en el impulso de los estudios y explicitación de la enseñanza e investigación en el ámbito de los cuidados de la vida de individuos y colectividades.*
Dávila Ortiz, Elvira *(1917 – 2008)* <u>Enfermera colombiana</u>. *Fue pionera en la profesión de enfermería y de la transfusión de sangre en América Latina.*
Dix, Dorotea Lynde. *(1802 – 1887)* <u>Enfermera estadounidense humanitaria</u>. *Referente por su gran labor como reformadora social,*

destacada por sus trabajos para mejorar las condiciones en las prisiones y en el cuidado de los enfermos mentales.

Dougherty, Ellen. *(1844–1919)* Enfermera y Matrona de Nueva Zelanda. *Fue la primera enfermera diplomada y registrada en el mundo.*

Eidenbenz, Elisabeth. *(1913 – 2011)* Maestra convertida en Enfermera. *En 1937 llegó a Madrid con el resto de voluntarios dispuesta a ayudar sobre todo a las madres y los niños que se encontraban en peligro de malnutrición y se veían abocados a una muerte segura.*

Erickson Helen, Tomlin Evelin y Swain Mary Ann. Modelización y modelización de roles. *Esta teoría es un compendio de los trabajos de Erickson, Maslow, Selye, Ángel y Piaget. Fomento del autocuidado basado en la percepción del mundo del paciente y en la adaptación a factores de estrés.*

Fairchild, Helen. *(1885 – 1918)* Enfermera estadounidense. *Formó parte de la Fuerza Expedicionaria Americana durante la Primera Guerra Mundial, y que se hizo conocida por sus cartas de guerra a su familia en los Estados Unidos.*

Fitzpatrick, Joyce. *(1942 – presente)* Modelo del ritmo de la perspectiva vital. *Teoría del ritmo de la perspectiva vital que procede del modelo conceptual de Martha Rogers. Ser Humano Unitario como elemento básico. Interés de la enfermería es el significado dado al concepto "vida".*

Fry, Vera. *(1953-presente)* Enfermera. *Fue la primera autora en emplear el concepto diagnóstico enfermero para identificar los problemas detectados en cinco áreas relacionadas con la salud del paciente.*

Gordon, Marjory. Enfermera, profesora y teórica. *Creó una técnica de valoración para enfermería conocida como los patrones funcionales de Gordon.*

Hall, Lydia. *(1906 -1969)* El modelo de introspección, cuidados, *curación*. Resaltó la función autónoma de enfermería. Influida por Carl Rogers. Conceptualización enfocada hacia pacientes en fase aguda de su enfermedad.

Hawkins, Mary Louise *(1921 - 2007)* <u>Enfermera estadounidense</u>. *Heroína de la guerra del pacífico.*

Henderson, Virginia. *(1897 - 1996)* <u>Definición de enfermería</u>. *El paciente es una persona que necesita ayuda para lograr la autosuficiencia. Señaló 14 necesidades humanas básicas.*

Johnson, Doroty. *(1919 - 1988)* <u>Modelo del sistema conductual</u>. *Influencia de la etología y teoría general de sistemas. Consideró piedra angular de las organizaciones sociales el afecto. Su sistema conductual incluye subsistemas como los de: paternidad, dependencia, éxito. Influencias sobre teorías de Roy, Neuman y Adam.*

Johnson-Brown, Hazel Winifred. *(1927 – 2011)* <u>Enfermera y educadora</u>. *Primera mujer negra en ser General en el Ejército de los Estados Unidos y la primera mujer jefe negra del Cuerpo de Enfermeras del Ejército de los Estados Unidos. También fué la Directora del Instituto de Enfermería Walter Reed Army.*

King, Imogene. *(1923 - 2007)* <u>Marco sistémico y teoría de la consecución de objetivos</u>. *Su marco conceptual incluye un sistema personal, uno interpersonal y uno social. Enfermera/paciente = interacciones, actúan, reaccionan mutuamente. Su obra es un marco del que se dedujo la teoría de consecución de objetivos.*

Leininger, Madeleine. *(1925 - 2012)* <u>Cuidados culturales</u>: *Teoría de la diversidad y la universalidad. Se centra en los cuidados. Su metodología procede de la antropología.*

Levine, Myra Estrin. *(1920 - 1996)* <u>El modelo de conservación</u>. *Definió 4 principios de conservación destinados a ayudar al paciente a adaptarse al medio. - Su obra recoge 3 teorías.*

Luckes, Eva Charlotte Ellis. *(1854 – 1919)* <u>Enfermera y comadrona</u>. *Creó varias instituciones de estudio, y junto a Florence Nightingale fundaron en 1887 la British Nurses Association con el principal objetivo de regular y mantener un registro de enfermeras y* *darles el estatus profesional que se merecían.*

Lynch, Virginia Anne. *(1941 – presente)* <u>Enfermera forense estadounidense, educadora, consultora</u>. *Profesional certificado en las ciencias forenses, en agresión sexual y en desastres de la Cruz Roja Americana.*

Maass, Clara Louise. *(1876 - 1901)* <u>Enfermera militar</u>. *Brindó asistencia enfermera a los soldados que padecían enfermedades infecciosas como la fiebre tifoidea, la malaria, la fiebre amarilla y el dengue del que se contagió en Manila y la enviaron a su casa en los Estados Unidos.*

Mahoney, Mary Eliza. *(1845–1926)* <u>Enfermera</u>. *Incansable activista por la igualdad de género, participó en el movimiento del sufragio femenino y en 1920, fue una de las primeras mujeres en Boston en registrarse para votar.*

María del Carmen de Angoloti y Mesa *(1875 – 1959)* <u>Dama Enfermera de la Cruz Roja</u>. *Mujer y aristócrata importante en la historia de la enfermería en España.*

Maxwell, Anna Caroline. *(1851 – 1929)* <u>Fue una enfermera que llegó a ser conocida como "la Florence Nightingale estadounidense"</u>. *Sus actividades pioneras fueron cruciales para el crecimiento de la enfermería profesional en los Estados Unidos.*

Mercer, Ramona. *(1929 – presente)* <u>Adopción del rol maternal</u>. *Teoría centrada en el cuidado maternal. Basada en la teoría de sistemas de Goffmann.*

Neuman, Betty. *(1924-presente)* <u>Modelo de los sistemas</u>. *Utiliza teorías de la Gestalt, el estrés y los sistemas combinadas con niveles de prevención. Su obra contiene dos teorías.*

Newman, Margaret. *(1933 – presente)* <u>Modelo de la salud</u>. *Su teoría de la salud está basada en el modelo de Martha Rogers.*

Nightingale, Florence. *(1820-1910)* <u>La Enfermería moderna</u>. *Interacción paciente/entorno. Enfermedad = proceso reparador.*

Orem, Dorothea. *(1914 – 2007)* <u>Teoría del déficit de autocuidado</u>. *Autocuidado = necesidad humana. Evolución* *continuada de sus ideas en tres teorías.*

Orlando, Ida Jean. *(1926-2007)* <u>Teoría del proceso de enfermería</u>. *Basada en relación interpersonal enfermera/paciente. Distinguió tres de los elementos: conducta del paciente, reacción de la enfermera, acciones de enfermería. Aboga por el P.A.E. para satisfacer las necesidades del paciente.*

Parse, Rosemarie Rizzo. *(1938 – presente)* <u>Evolución humana</u>. *Elaboró su teoría a partir de los principios y conceptos de C. Rogers y efectuó síntesis de ideas con la fenomenología existencial de Ponty, Heidegger y Sartre. Basada en el humanismo.*

Pender, Nola. *(1941-presente)* <u>Modelo de promoción de la salud</u>. *El objetivo de la asistencia enfermera es la Salud Óptima del individuo.*

Peplau, Hildegard. *(1909 - 1990)* <u>Enfermería psicodinámica</u>. *Influencia de teorías de relaciones interpersonales de Sullivan. Refleja modelo psicoanalítico contemporáneo. Primera autora que trasladó teorías de otros campos a la enfermería.*

Richards, Linda. *(1841 - 1930)* <u>Enfermera estadounidense</u>. *Fue la primera enfermera estadounidense en recibir formación profesional; parte de ella con Florence Nightingale y creó el primer sistema para mantener registros médicos individuales para pacientes hospitalizados.*

Riehl-Sisca, Joan. <u>Interaccionismo simbólico</u>. *Su teoría es una síntesis de aquellos trabajos de Mead, Rose y Blumer. Explicó las relaciones en enfermería basadas en la comunicación e inspirada en la sociología.*

Rockstroh Edna C. *(1899-1982)* <u>Enfermera estadounidense de salud pública</u>: *Trabajó por la influencia de Breckinridge, para el Servicio de Enfermería de Frontier en el condado de Leslie, Virginia, montando a caballo diariamente para cuidar de las familias de los Apalaches.*

Rogers, Martha Elizabeth. *(1914 – 1994)* <u>Seres Humanos Unitarios</u>. *Influenciada por teoría general de los sistemas y teoría de los campos. Nociones centrales: El ser humano unitario y entorno. Ha* *servido como base para otras teorías.*

Roper Nancy. *(1918-2004),* **Logan Winifred y Tierney Alison.** <u>*Elementos de la Enfermería*</u>*. Un modelo basado en el modelo vital. Dentro de su modelo vital se recogen cuatro componentes fundamentales: en las doce actividades vitales, el tiempo de vida, dependencia/independencia, factores que influyen sobre las actividades vitales.*

Roy, Callista. *(1939-presente)* <u>*Modelo de la adaptación*</u>*. Se basó en la teoría de la adaptación de Helson. Ha sintetizado varias teorías en una visión conjunta que explica interacciones persona/medio. Su modelo de adaptación ha sido objeto de un desarrollo muy sólido.*

Sanger, Margaret. *(1879 – 1966)* <u>*Enfermera estadounidense*</u>*, activista a favor de la prevención del embarazo y fundadora, en 1921, de la Liga americana para el control de la natalidad.*

Saunders, Cicely. *(1918-2005)* <u>*Enfermera. Trabajadora Social y Médica*</u>*. Debido a su influencia, los cuidados paliativos han llegado a ser reconocidos como una especialidad médica.*

Seacole, Mary. *(1805 – 1881)* <u>*Enfermera británica*</u>*. Pionera y heroína de la Guerra de Crimea, que como mujer de raza mixta superó un doble prejuicio, fue una mujer excepcional en su lucha contra la enfermedad.*

Sendler, Irena. *(1910 – 2008)* <u>*Enfermera humanitaria*</u>*. Salvó varios miles de vidas durante la ocupación nazi de Polonia.*

Staupers, Mabel Keaton. *(1890 – 1989)* <u>*Enfermera estadounidense*</u>*. Pionera y defensora de la igualdad racial en la profesión de enfermería.*

Travelbee, Joyce. *(1926-1973)* <u>*Modelo de relación de persona a persona*</u>*. Amplía enfoques de Peplau y Orlando. Se concentra en cuidados que refuerzan empatía, simpatía y comprensión así como aspectos emocionales.*

Wald, Lillian D. *(1867 – 1940)* <u>*Enfermera, humanitaria y activista estadounidense*</u>*. Fundadora de la Enfermería Comunitaria o de Salud Pública y pionera de la enfermería en defensa de los pobres.*

Watson, Jean. *(1940-presente)* <u>Filosofía y Ciencia de la Asistencia</u>. Resalta la importancia de los cuidados. Enfermería = Ciencia Humanística. Visión existencial/fenomenológica. Definió diez factores creativos que representan sentimientos o acciones de enfermeras y pacientes.

Wiedenbach, Ernestine *(1900-1998)* <u>El arte de la ayuda de la enfermería clínica</u>. La Enfermería como Arte. Especial atención a las necesidades de los pacientes.

Zendal Gómez, Isabel. *(1773 – s. XIX)* <u>Enfermera Rectora de una Inclusa</u>. Única mujer participante en la Real Expedición Filantrópica de la Vacuna de la Viruela.

Fuente: Elaboración propia. En orden alfabético.

3 LISTADO ALFABÉTICO

Abdellah, Faye Glenn. (1919-2017)
Adam, Evelyn. (1929-presente)
Appleton, Edith Elizabeth. (1877 – 1958)
Barnard, Kathryn. (1938 - 2015)
Barton, Clara. (1821 - 1912)
Benner, Patricia. (1942 – presente)
Bertschinger, Claire. (1953 – presente)
Brändström, Elsa. (1888 - 1948)
Breckinridge, Mary Carson (1881 – 1965)
Cavell, Edith Louisa. (1865 – 1915)
Collière, Marie Françoise. (1930 - 2005)
Dávila Ortiz, Elvira (1917 – 2008)
Dix, Dorotea Lynde. (1802 – 1887)
Dougherty, Ellen. (1844–1919)
Eidenbenz, Elisabeth. (1913 – 2011)
Erickson, Helen C. (1936 – presente)
Fairchild, Helen. (1885 – 1918)
Fitzpatrick, Joyce J. (1944 – presente)
Fry, Vera. (1953-presente)
Gordon, Marjory.
Hall, Lydia. (1906-1969)

Hawkins, Mary Louise (1921 - 2007)
Henderson, Virginia. (1897-1996)
Johnson, Doroty. (1919 - 1988)
Johnson-Brown, Hazel Winifred. (1927 – 2011)
King, Imogene (1923-2007)
Leininger, Madeleine. (1925 - 2012)
Levine, Myra Estrin. (1920-1996)
Luckes, Eva Charlotte Ellis. (1854 – 1919)
Lynch, Virginia Anne. (1941 – presente)
Maass, Clara Louise. (1876 - 1901)
Mahoney, Mary Eliza. (1845–1926)
María del Carmen de Angoloti y Mesa (1875 – 1959)
Maxwell, Anna Caroline. (1851 – 1929)
Mercer, Ramona. (1929 – presente)
Neuman, Betty. (1924-presente)
Newman, Margaret. (1933 – presente)
Nightingale, Florence. (1820-1910)
Orem, Dorothea. (1914 – 2007)
Orlando, Ida Jean (1926-2007)
Parse, Rosemarie Rizzo. (1938 – presente)
Pender, Nola. (1941-presente)
Peplau, Hildegard. (1909-1990)
Richards, Linda. (1841 - 1930)
Riehl-Sisca, Joan.
 Rockstroh Edna C. (1899-1982)
Rogers, Martha Elizabeth. (1914 – 1994)
Roper, Nancy. (1918-2004)
Roy, Callista. (1939-presente)
Sanger, Margaret. (1879 – 1966)
Saunders, Cicely. (1918-2005)
Seacole, Mary. (1805 – 1881)
Sendler, Irena. (1910 – 2008)
Staupers, Mabel Keaton. (1890 – 1989)
Swain, Mary Ann.

Tomlin, Evelyn. (1931 – 2011)
Travelbee, Joyce. (1926-1973)
Wald, Lillian D. (1867 – 1940)
Watson, Jean. (1940-presente)
Wiedenbach, Ernestine (1900-1998)
Zendal Gómez, Isabel. (1773 – s. XIX)

Fuente: Elaboración propia. En orden alfabético.

4 BIBLIOGRAFÍA

1. León Román CA. Enfermería como profesión y ciencia. En: Bello Fernández NL, editor. Fundamentos de Enfermería. Ira pt. La Habana: Editorial Ciencias Médicas; 2006. p. 1-99.
2. León Román CA. Enfermería ciencia y arte del cuidado. *Rev Cubana Enfermer* [Revista en Internet]. 2006 Dic [citado en 2017 el 23 julio]; 22(4): [aprox. 5 p.]. Disponible:http://scielo.sld.cu/scielo.php?script=sci_artte xt&pid=S0864-03192006000400007&lng=es.
3. Raile Alligood M, Marriner Tomey A. Modelos y teorías en enfermería. 7ma ed. Barcelona: Elsevier; 2011.
4. Raile Alligood M. Modelos y teorías en enfermería. 8ª ed. Barcelona: Elsevier; 2015.
5. Benavent Garcés A, Ferrer Ferrandis E, Francisco del Rey C. Fundamentos de enfermería. Madrid: Ediciones DAE (Grupo Paradigma); 2001. p. 155-56.
6. Raile Alligood M. Introducción a las teorías en enfermería: historia, importancia y análisis. En: Raile Alligood M, Marriner Tomey A, editores. Modelos y teorías en enfermería. 7ª ed. Barcelona: Elsevier; 2011. p. 3-15.
7. Pokorny ME.Teorías en enfermería de importancia

histórica. En: Raile Alligood M, Marriner Tomey A, editores. Modelos y teorías en enfermería. 7ª ed. Barcelona: Elsevier; 2011. p. 50-68.

8. Raile Alligood M. Estado actual y ciencia de la teoría enfermera. En: Raile Alligood M, Marriner Tomey A, editores. Modelos y teorías en enfermería. 7ª ed. Barcelona: Elsevier; 2011. p. 765-72.

9. Wesley, R. L. En: *Teorías y modelos de enfermería*. México: McGraw-Hill Interamericana, 1997.

10. Juana Hernández Conesa (): *Historia de la Enfermería. Un análisis histórico de los cuidados de Enfermería,* Madrid: McGraw-Hill Interamericana, 1995.

11. Florence Nightingale (): *Notas sobre Enfermería. ¿Qué es y qué no es?,* Barcelona: Masson – Salvat Enfermería, 1990.

12. Hernández Conesa J., Esteban Albert M. Fundamentos de la Enfermería. Teoría y método. Madrid: Editorial McGraw-Hill. Interamericana. 1999.

SOBRE EL AUTOR

Diego Molina Ruiz es ante todo un estudioso de los temas Socio-Sanitarios de actualidad. Autor y Editor de más de un centenar de libros científico-técnicos relacionados con la salud y el medio ambiente.

En la actualidad trabaja para el Servicio Andaluz de Salud y como Profesor de la Universidad de Huelva, donde participa como investigador de proyectos del Fondo de Investigaciones Sanitarias (FIS).

También es Miembro del Comité de Ética Asistencial de Huelva, Revisor de la Revista ROL de Enfermería y Coach en deshabituación tabáquica.

TÍTULOS DE LA COLECCIÓN

Recursos didácticos de apoyo al estudio (4 Libros)

Libro 1: **HERIDAS ACCIDENTALES TRAUMÁTICAS.**
Libro 2: **PRÁCTICAS EN HERIDAS.**
Libro 3: **GUÍA PRÁCTICA DE HERIDAS.**
Libro 4: **ENFERMERAS CON HISTORIA.**

Copyright © 2019 Diego Molina Ruiz

Edita: Molina Moreno Editores diegomolinaruiz@gmail.com

Diseño de portada: Diego Molina Ruiz

Imagen de portada: María López Zapata

Título de la obra: Enfermeras con Historia

Libro número 4. /Nº de Páginas: 162

Serie: Recursos didácticos de apoyo al estudio

Primera edición: 20/04/2019

Autor: Diego Molina Ruiz

All rights reserved / Todos los derechos reservados

ISBN: 9781095439197
SELLO: Molina Moreno Editores

Edición impresa en papel y ebook disponible en:
　www.amazon.es y en las mejores librerías especializadas

Todos los derechos reservados. Este libro o cualquiera de sus partes no podrán ser reproducidos ni archivados en sistemas recuperables, ni transmitidos en ninguna forma o por ningún medio, ya sean mecánicos o electrónicos, fotocopiadoras, grabaciones o cualquier otro sin el permiso previo de los titulares del Copyright. Las imágenes han sido cedidas por los autores y se prohíbe la reproducción total o parcial de las mismas.

www.ingramcontent.com/pod-product-compliance
Lightning Source LLC
Chambersburg PA
CBHW072139170526
45158CB00004BA/1439